Julie Chenu

LE JEÛNE intermittent

hachette

Cet ouvrage ne remplace pas l'avis d'un professionnel de santé.
En cas de troubles, consultez toujours un médecin dans les plus brefs délais.

58 rue Jean-Bleuzen 92170 Vanves France

Direction Hachette Pratique : Catherine Saunier-Talec
Responsable éditorial : Stéphane Rosa
Responsable artistique : Cecilia Rehbinder
Conception graphique et couverture : Nicole Dassonville
Édition : Léa Delourme et Lisa Fichter
Mise en page : Studio Blick
Révision et relecture : Bénédicte Gaillard
Fabrication : Cécile Alexandre
Partenariats : Dana Lichiardopol (dlichiardopol@hachette-livre.fr)
Responsable de la communication : Johanna Rodrigue-Faitot (jrodrigue@hachette-livre.fr)

Retrouvez-nous sur :
www.instagram.com/hachettebienetre
www.facebook.com/hachettebienetre

I FEEL GOOD

Julie Chenu

VIVEZ VOTRE MEILLEURE VIE !

LE JEÛNE intermittent

hachette

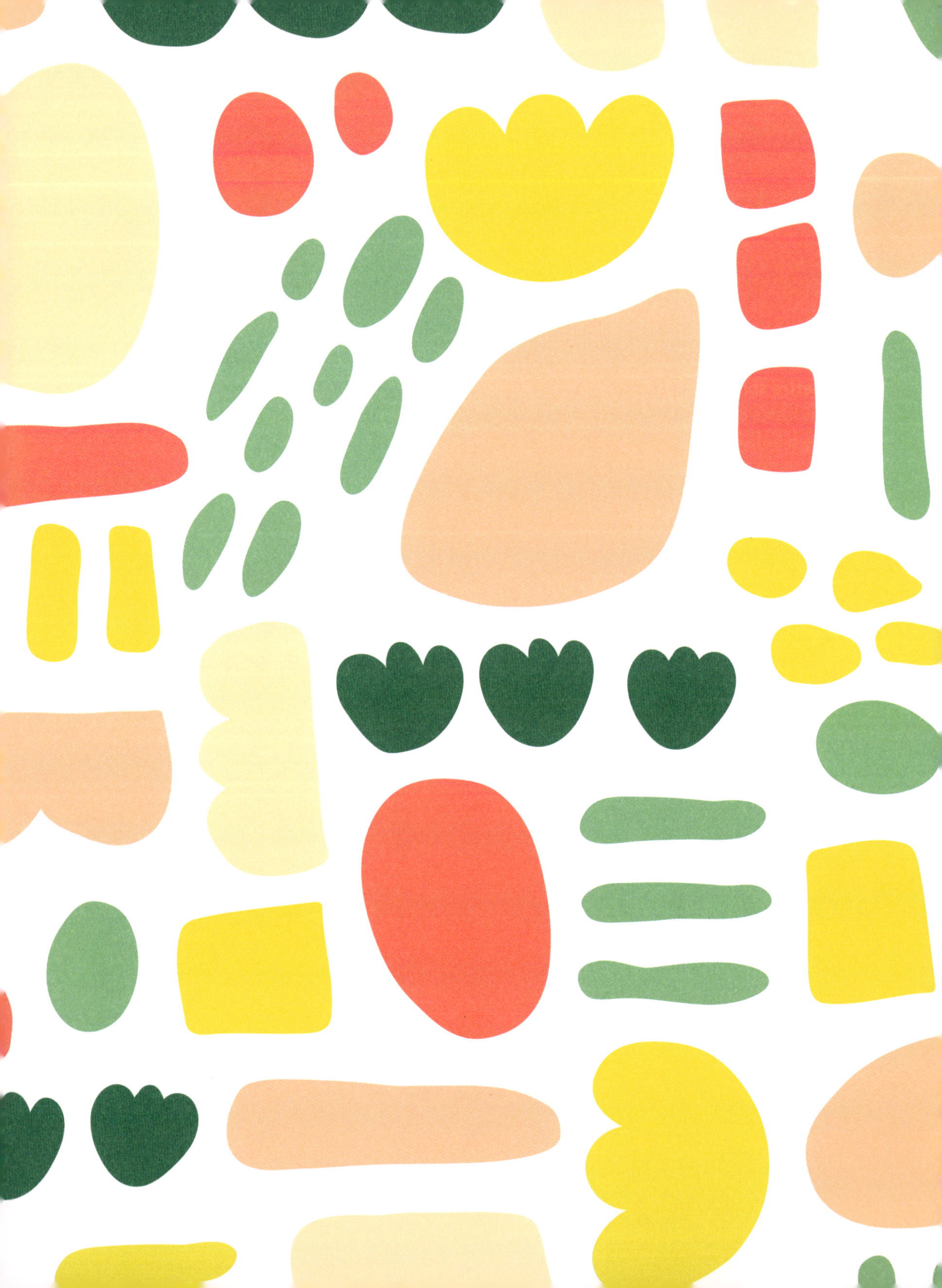

SOMMAIRE

L'AUTEURE

Julie Chenu est diététicienne-nutritionniste, installée dans la région parisienne. Elle a créé le compte et le blog Dietetiqueplaisir. Sa vision de la diététique s'inspire de la naturopathie, de la nutrithérapie et des médecines naturelles telles que l'ayurvéda. Persuadée que notre façon de nous alimenter n'est que l'aboutissement d'un long chemin de connaissance et qu'elle nous relie avec nous-même, elle se forme en continu aux différentes approches holistiques de la santé et du bien-être, afin de proposer un accompagnement global et personnalisé à ses patients. Lors de ses consultations, elle accompagne ses patients pour qu'ils changent en pleine de conscience sur leur mode d'alimentation sans culpabilité.

Une alimentation durable, qui s'inscrit dans le temps et qui s'adapte à votre quotidien, gourmande et riche en nutriments susceptibles d'apporter le maximum de bénéfices à votre corps, telle est sa devise. Pas de régime restrictif, pas d'aliments diabolisés. Elle partage ses conseils au quotidien sur son compte Instagram afin de divulguer l'éducation nutritionnelle qui permet à chacun de prendre sa santé en main.

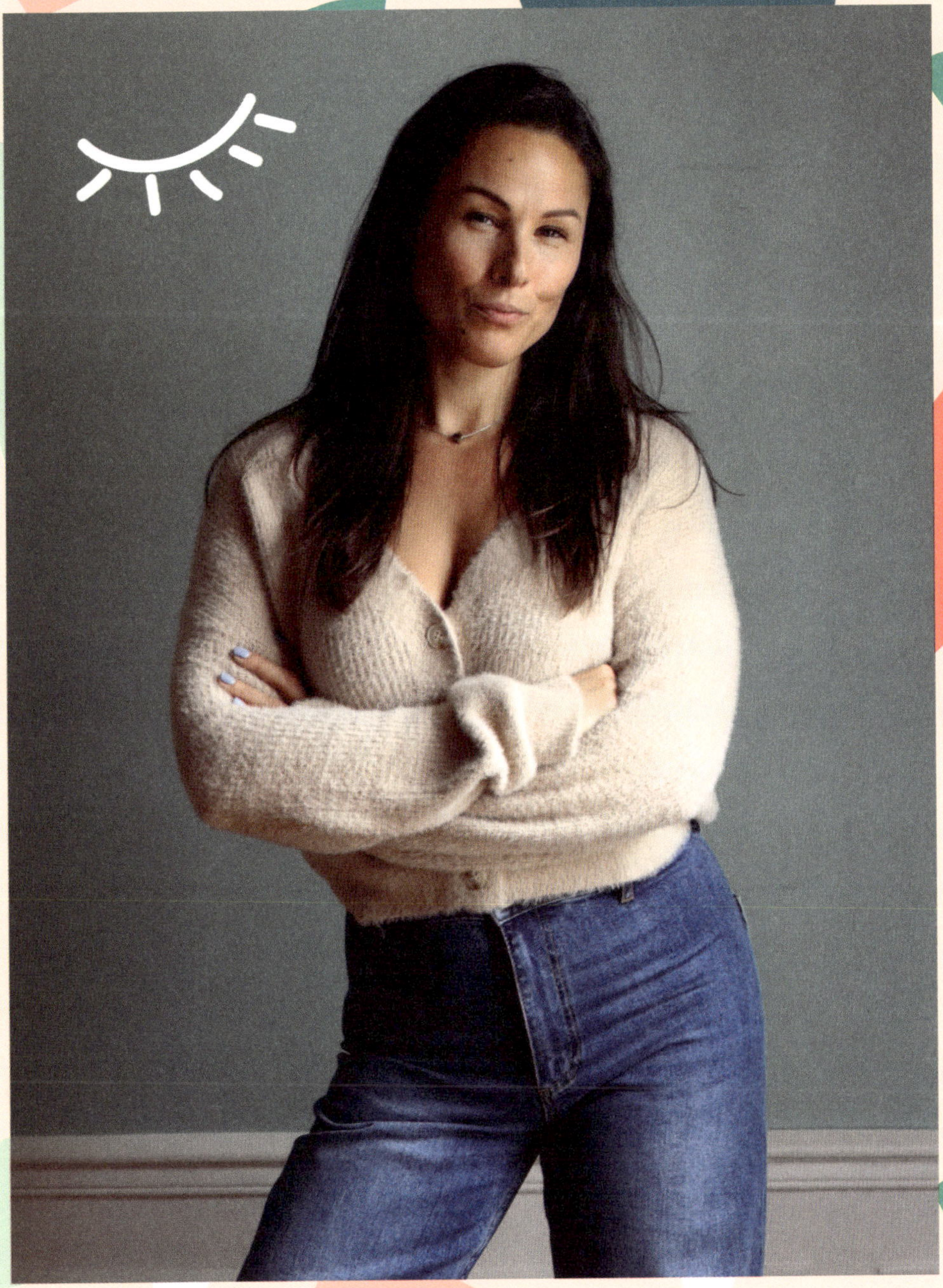

INTRODUCTION
POUR UN MODE DE VIE SAIN

Le jeûne intermittent consiste à manger uniquement pendant une plage horaire bien définie. Si le concept a gagné en popularité depuis le milieu des années 2000, il est loin d'être nouveau et nombre d'entre nous pratiquons le jeûne intermittent sans le savoir.

Symbolique du jeûne

Le jeûne n'est sans doute pas le propre de l'Homme, puisque les animaux aussi réduisent l'apport de nourriture, notamment en période d'hibernation, pour des raisons physiologiques. Mais dans les cultures et les religions du monde, le jeûne prend très tôt une dimension spirituelle et symbolique, associée à la purification de l'âme et à la libération de péchés. En se livrant à une ascèse alimentaire, l'être humain limite aussi symboliquement ses désirs et ses passions.

Dans le judaïsme, le jeûne (appelé *taanit*) de Yom Kippour est mentionné dans la Torah comme un moyen de reconnaître ses péchés et de les expier. Dans le christianisme, le jeûne est assimilé à une pénitence permettant à chacun de demander pardon et se rapprocher de Dieu. Aujourd'hui encore, il est observé le mercredi des Cendres et le Vendredi saint. Le jeûne de ramadan (*saoum*) constitue l'un des cinq piliers de l'islam : il invite le pratiquant à mener une introspection, un travail personnel sur son comportement dans le but de s'améliorer. Dans l'hindouisme, le jeûne est un rituel marquant de nombreuses fêtes religieuses du calendrier, comme un moyen de se libérer du cycle des réincarnations. Et certains maîtres d'y voir aussi une manière de maîtriser sa sexualité. Ainsi, chacun, selon sa religion, a trouvé une raison de pratiquer le jeûne.

Le jeûne comme thérapie

Le jeûne est l'une des premières approches de prévention et d'autoguérison qui aient été développées dans l'histoire de la médecine. Hippocrate, médecin grec vers 370 avant Jésus-Christ, affirmait qu'il fallait « soigner ses petits maux par le jeûne plutôt que de recourir aux médicaments ». Étudié par d'autres médecins perses et romains, le jeûne était considéré comme une forme d'autorégulation de l'organisme, mettant en harmonie les humeurs et le corps.

En Occident, il a fallu attendre le tournant du XXe siècle pour voir renaître un intérêt accru pour le jeûne à la faveur du courant hygiéniste (dont le père fondateur est l'Américain Herbert M. Shelton) qui prône la naturopathie et le crudivorisme. Des études de plus en plus nombreuses ont alors été menées en Allemagne, en Russie, au Canada et aux États-Unis bien sûr, ainsi qu'au Japon. Non seulement elles ont souligné ses effets préventifs chez des personnes bien-portantes, mais elles ont aussi défendu ses bienfaits thérapeutiques, à visée curative, chez des malades. En France, la pratique du jeûne mettra plus de temps à être reconnue dans le domaine de la santé et du bien-être. Au début du XXe siècle, le docteur Paul Carton en sera le plus fervent défenseur, suivi par le naturothérapeute André Passebecq et bien d'autres.

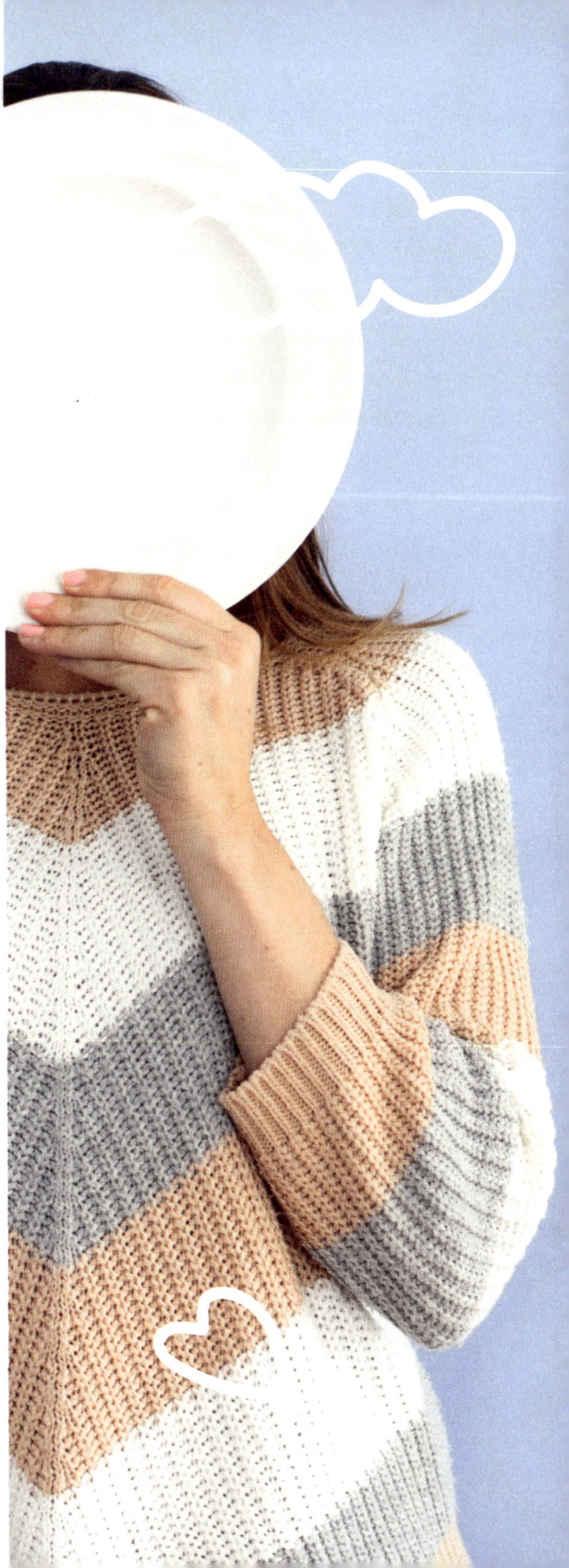

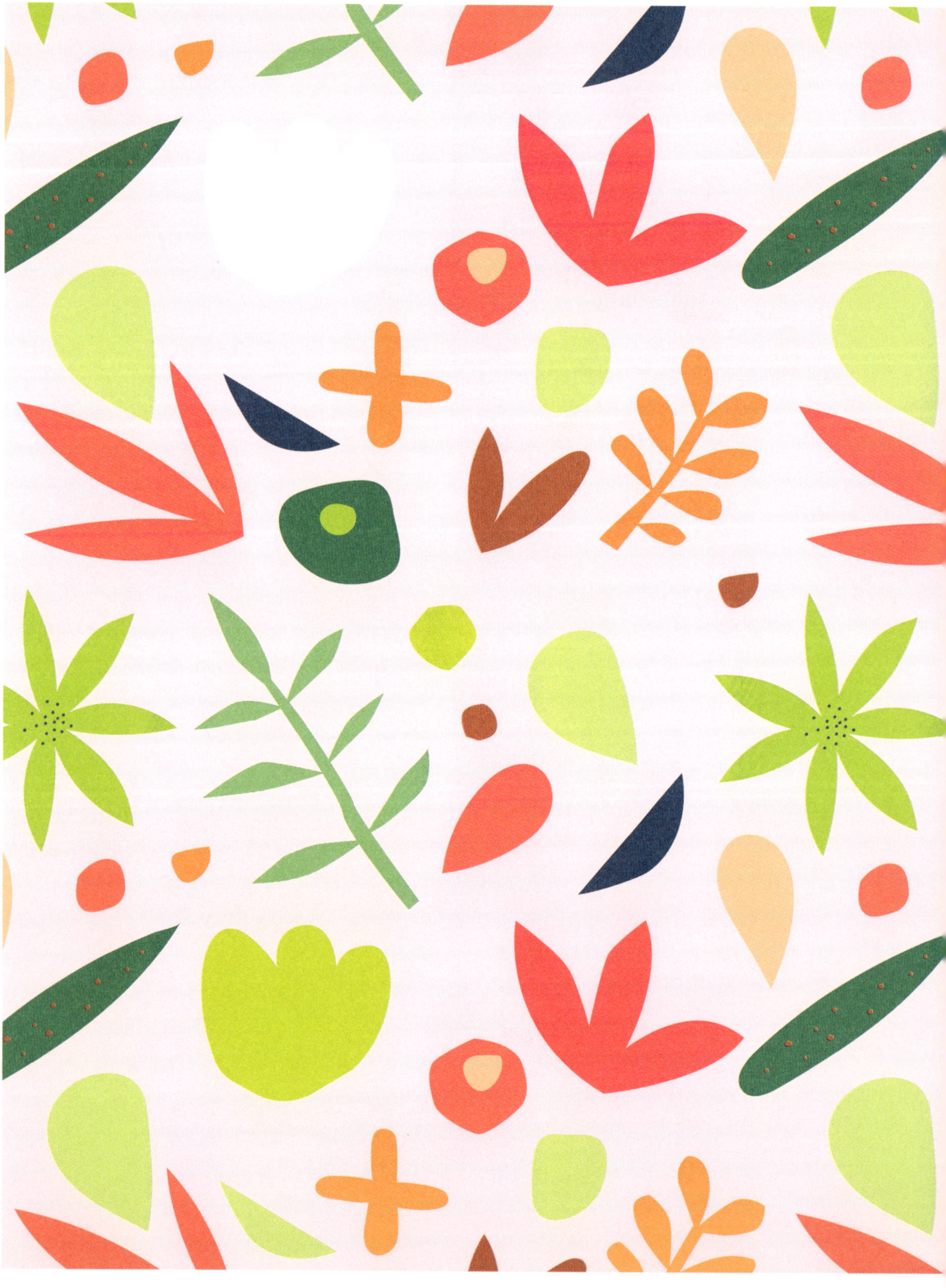

Partie 1

COMPRENDRE LE JEÛNE

METTRE SON CORPS AU REPOS

Combien de fois avez-vous entendu, lorsque vous étiez souffrant, « Mange pour prendre des forces » ? Alors, jeûner, ne rien avoir dans le corps... serait-ce une hérésie ? La philosophie du jeûne dément la croyance selon laquelle l'organisme se porterait mieux s'il était rassasié.

Qu'est-ce que le jeûne ?

Jeûner consiste à réduire toute prise d'aliment et de boisson susceptible d'activer des réactions au sein de l'organisme, donc à le mettre au repos pendant un certain temps. Seules l'eau et, à la rigueur, des tisanes ou des décoctions de plantes sont permises. Les puristes proscrivent le café, le thé et même le jus de citron, car ceux-ci activent le système métabolique qui rompt le jeûne.

Physiologiquement, on considère que la période de jeûne commence entre la sixième et la douzième heure après le dernier repas, selon sa composition. Certains aliments demandent, en effet, plusieurs heures, voire jours, pour être complètement digérés.

Ralentir la machine

Le corps est une machine formidable qui s'autorégule. Dès les premières heures de jeûne, l'organisme gère ses apports énergétiques de façon autonome, en réduisant et en modifiant son système métabolique, c'est-à-dire son utilisation d'énergie, afin de maintenir ses fonctions vitales le plus longtemps possible. L'énergie provient des nutriments (protéines, lipides et glucides). Lors d'un jeûne, il n'y a pas d'apports d'énergie pendant un certain temps. L'organisme la cherche dans ses réserves cellulaires.

Ce mécanisme de régulation est indispensable au bon fonctionnement du cerveau, car celui-ci ne peut stocker de glycogène (forme de stockage énergétique du glucose). Son approvisionnement énergétique ne peut se faire que par deux biais :

- Par les lipides apportés par les aliments. Ils circulent sous forme d'acides gras

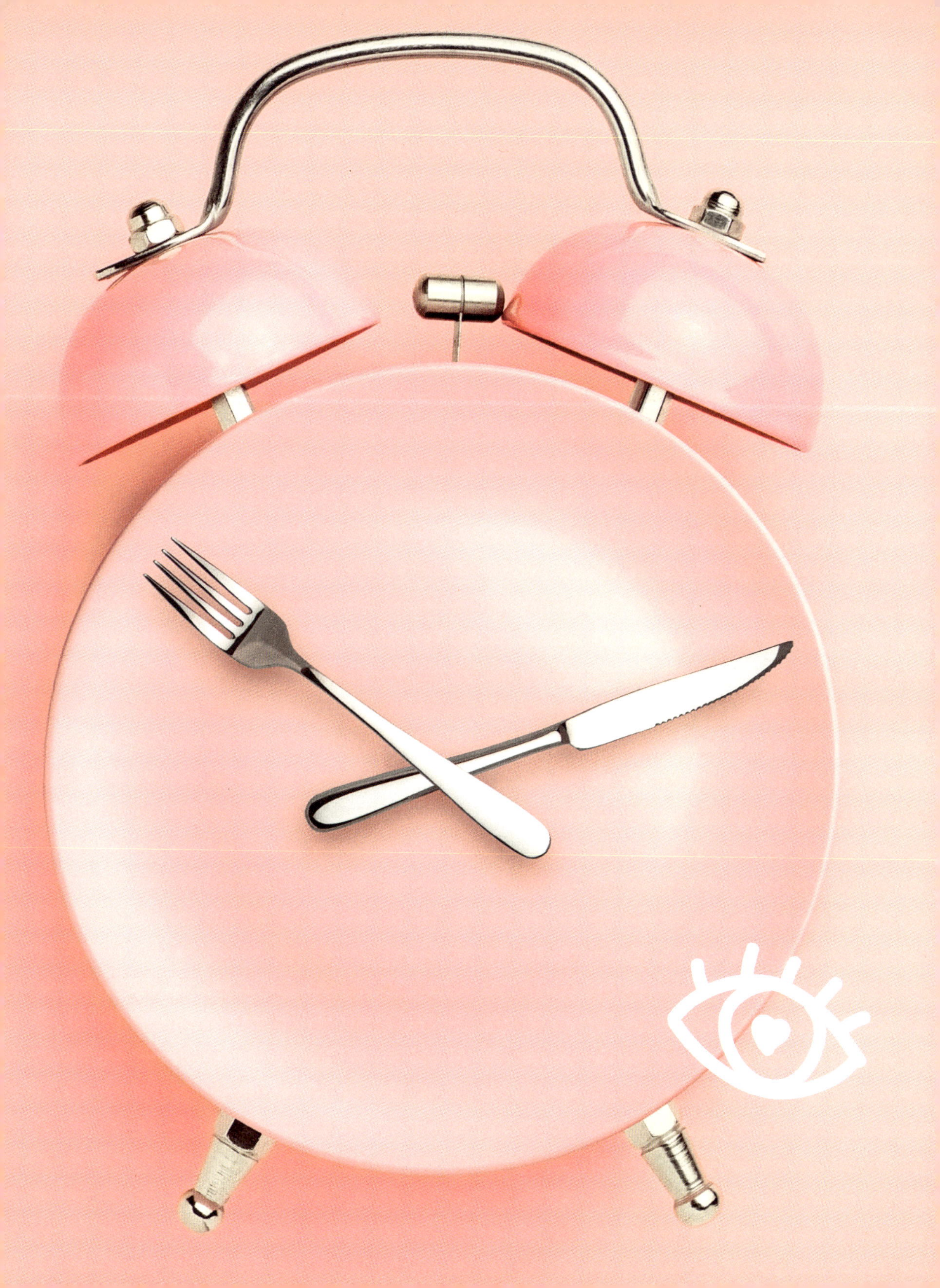

libres ou bien sont stockés sous forme de triglycérides dans nos cellules adipeuses. C'est notre principal réservoir énergétique et c'est lui qui sera majoritairement sollicité lors d'un jeûne.

• Par le glucose, provenant des réserves cellulaires et du sang.

En dernier recours, une fois les autres stocks d'énergie épuisés, les protéines seront sollicitées.

1, 2, 3 : le jeûne en trois temps

Le jeûne est classiquement découpé en trois phases. La fonte protéique étant rapide lors d'un jeûne et incompatible avec la survie, les deux premières phases vont mettre en jeu des mécanismes d'épargne des réserves protéiques vitales du corps en utilisant le glycogène et les acides gras sous forme de glucose et de corps cétoniques comme substrats énergétiques.

1. Lors des premières heures de jeûne, afin de maintenir des niveaux de glucose constants dans le sang, l'organisme va puiser dans ses réserves de glycogène cellulaires, c'est-à-dire dans les cellules du foie et celles des muscles grâce au déclenchement de plusieurs hormones (insuline et glucagon).

2. Au-delà de 24 heures de jeûne, et afin d'économiser les stocks de protéines, des régulations hormonales, toujours liées au travail de l'insuline et du glucagon, vont activer la lipolyse, c'est-à-dire l'utilisation des acides gras issus des triglycérides contenus dans le tissu adipeux. Cette source énergétique, ce sont les corps cétoniques.

3. Puis au-delà de cinq jours, afin de ne plus puiser dans les protéines, le foie et les reins vont créer des corps cétoniques (substitution énergétique) qui seront utilisés par le cerveau à la place du glucose.

D'autres hormones, telles que l'adrénaline, le cortisol et l'hormone de croissance, sont également impliquées dans l'utilisation énergétique des nutriments. Ces mécanismes de compensation peuvent durer plusieurs semaines. Au-delà, le jeûne provoque la consommation des protéines, car les mécanismes de compensation ne sont plus possibles. Or, ces protéines, sous forme d'acides aminés, sont stockés dans nos muscles, tels que le cœur.

ATTENTION

Un suivi médical est impératif, suivant l'état de santé de chacun, le type de jeûne et le statut des réserves au démarrage. Cette démarche ne doit pas être prise à la légère ni considérée comme une nouvelle mode pour perdre du poids.

LES TYPES DE JEÛNE

Le terme de « jeûne » mérite d'être précisé, car il en existe trois types.

Le jeûne total (ou complet)

L'apport calorique est nul. Aucun aliment n'est consommé ; seule l'eau est autorisée et éventuellement le café, le thé et la tisane, mais sans sucre.

Le jeûne partiel (ou cure)

L'apport calorique n'est pas nul, mais reste très modeste, de l'ordre de 200 à 300 kcal maximum, et repose sur la consommation de jus de fruits et de légumes. Par exemple, le jeûne de type « Buchinger[13] » consiste en un régime à base de bouillons de légumes, de jus de fruits et de légumes fraîchement pressés, avec un peu de miel et abondance de tisanes et d'eau, pour un apport calorique moyen de 250 kcal/jour

Le jeûne continu ou intermittent

Il peut être effectué un jour sur deux, un ou deux jours dans la semaine en alternance avec des jours où l'apport calorique est normal. C'est de ce type de jeûne dont nous parlons dans cet ouvrage.

LES BIENFAITS SUR LA SANTÉ : UNE APPROCHE HOLISTIQUE

Selon la loi de l'homéostasie (le principe d'autoguérison du corps humain), qui régit la nature : « Tout système laissé à lui-même en l'absence de perturbation extérieure revient spontanément au bout d'un certain temps à son état d'équilibre (qui est un état de pleine santé, de joie, et d'abondance, si on revient à l'humain), ceci au travers de multiples processus régulateurs. »

La science s'y intéresse !

Lorsque notre corps n'est plus soumis à un travail constant de digestion, il peut mobiliser son énergie vitale et activer des mécanismes favorables à son nettoyage. Jeûner induit des modifications métaboliques qui pourraient être utilisées à bon escient dans diverses situations pathologiques. Selon l'Inserm (Institut national de la santé et de la recherche médicale), les études analysées ne permettent pas à ce jour de tirer des conclusions, en raison de leur nombre insuffisant, du faible échantillon de patients et de leurs qualités méthodologiques discutables. Et comme le souligne l'Inserm, « Le jeûne est une pratique complexe à évaluer, en particulier car il fait référence à d'autres dimensions que la seule dimension thérapeutique, et est souvent associé à une philosophie de vie. » Cependant, depuis ce rapport datant de 2014, plusieurs études ont vu le jour venant renforcer les hypothèses émises sur le lien entre jeûne et santé. En voici quelques exemples.

Des biomarqueurs plus efficaces et une perte de poids

Des études préliminaires[1, 2, 3] ont montré un abaissement des taux de triglycérides, de cholestérol sanguin, de la sensibilité à l'insuline, de pression artérielle et des taux de masse grasse lors du jeûne en jour alterné, sans affecter la masse maigre. La perte de poids associée à une diminution

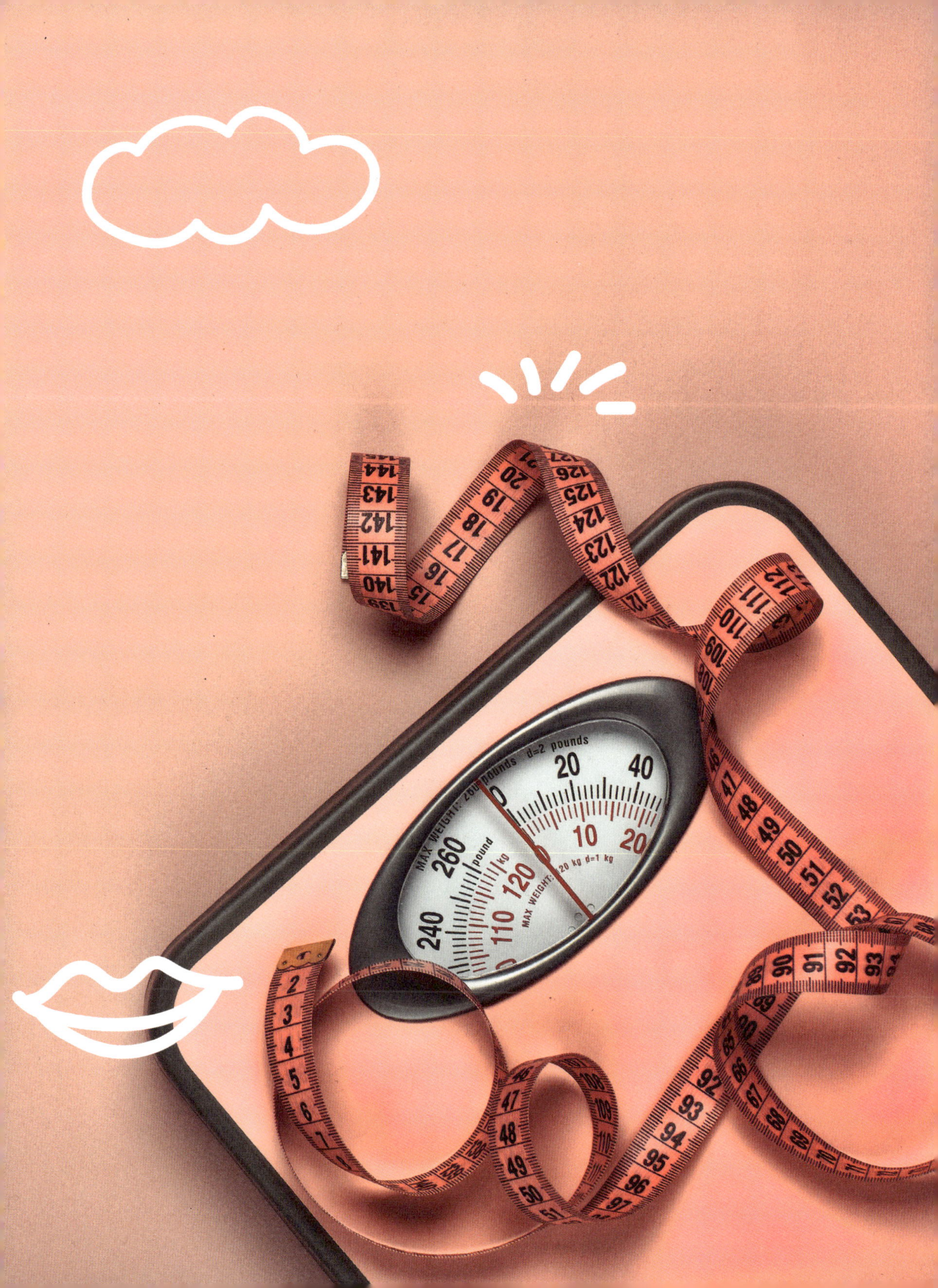

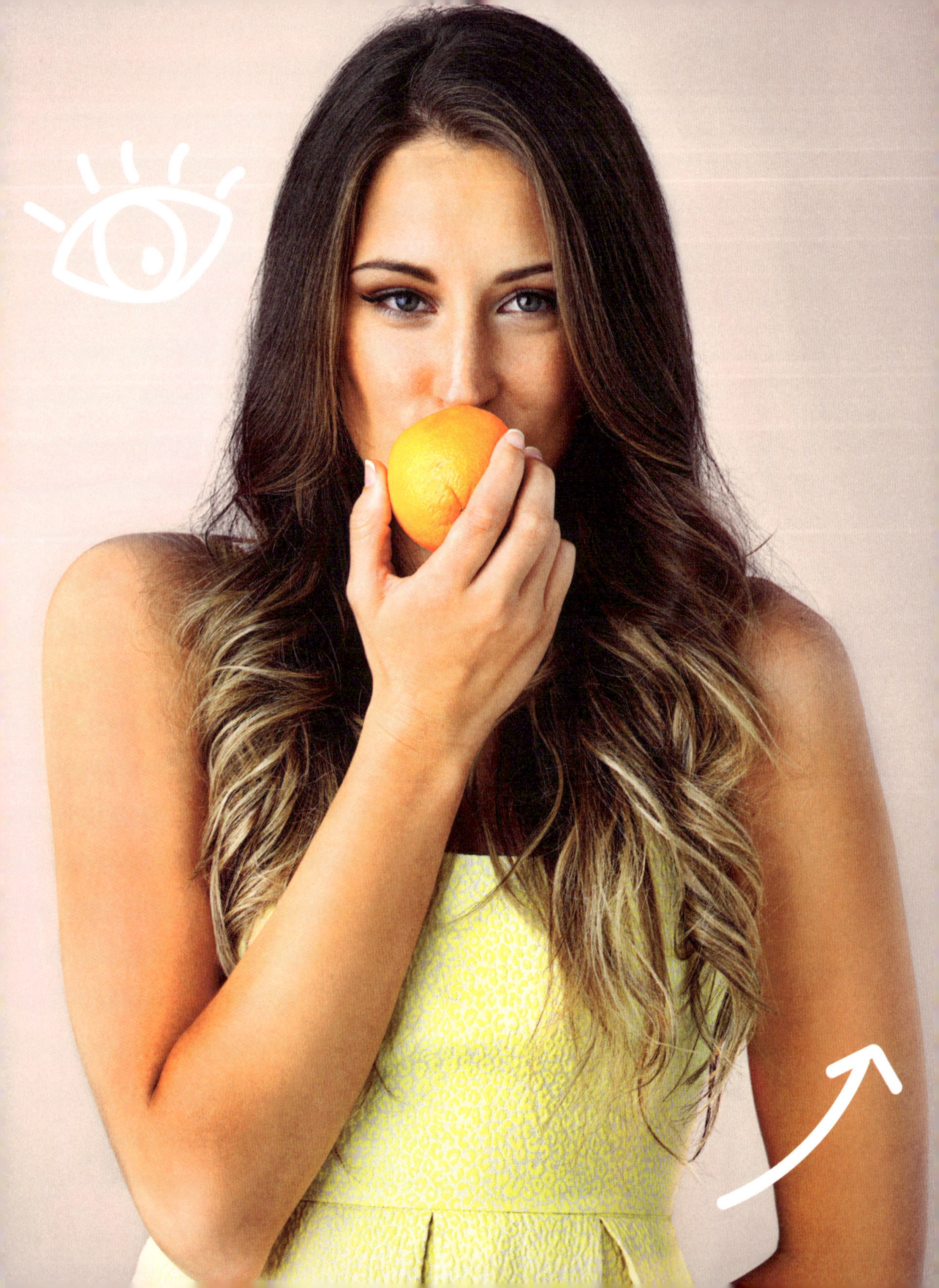

du tour abdominal est l'une des conséquences que l'on peut observer lors d'un jeûne intermittent. En effet, si l'on est amené à supprimer un, voire plusieurs repas dans la journée, il est normal de réduire son nombre de calories consommées. Cela va induire une perte de poids à condition, bien sûr, que la diminution calorique ne soit pas compensée pendant les heures non jeûnées.

Une perte de poids plus durable dans le temps[4, 5, 6, 7] est ainsi observée, en comparaison d'un régime classique imposant une restriction calorique. Ce qui a pour effet immédiat la réduction des risques d'obésité ainsi que des maladies associées comme les maladies cardiovasculaires, le diabète ou encore l'hypertension. Il est bon de rappeler que les personnes obèses ou ayant subi une chirurgie bariatrique (opération visant à réduire le volume de l'estomac) doivent être impérativement être encadrées par un médecin et/ou un diététicien-nutritionniste.

Cependant, dans le cas d'un jeûne en temps restreint (intermittent ou en alternance), les études montrent des améliorations moins marquées concernant les biomarqueurs, ainsi que la perte de poids[6, 7]. De récentes recherches menées à Toledo sur 1 422 jeûneurs ont néanmoins montré un impact intéressant dans la prévention des maladies liées à l'âge (les maladies neurodégénératives comme Alzheimer) et du traitement des troubles métaboliques chroniques, y compris le problème de surpoids[8].

Moins d'inflammations, c'est moins de maladies chroniques

Selon des études récentes, le jeûne réduirait les marqueurs inflammatoires[8], un atout pour contrer le développement de maladies graves comme la « maladie du foie « (la stéatose) ou l'arthrite. Lors d'une étude américaine menée par l'équipe de Mark Mattson, chercheur au National Institute of Aging du NIH, sur des adultes en surpoids souffrant d'un asthme modéré, les marqueurs de stress oxydatif et de l'inflammation avaient diminué et les symptômes liés à l'asthme se sont améliorés[9]. Le jeûne pourrait donc réduire le stress oxydatif subi par l'organisme.

Moins de risques de diabète de type 2

Selon les mêmes études[8], le jeûne intermittent (1 jour sur 2) augmenterait la sensibilité à l'insuline, stimulerait la lipolyse, diminuerait la pression artérielle, améliorant ainsi la glycémie et l'hémoglobine glyquée HbA1c, directement impliquée dans le développement du diabète.

Mieux armé contre les maladies cardiovasculaires

Selon les études menées par le Dr Benjamin Horne et ses équipes[10], le jeûne permet d'augmenter de façon spectaculaire l'hormone de croissance (GH) chez les hommes et les femmes. Cette hormone est surnommée l'hormone « brûle-graisse », car elle permet d'activer la lipolyse et de déstocker les triglycérides logés dans le tissu adipeux. Lors du jeûne, elle est secrétée pour préserver la masse musculaire et réguler la glycémie (taux de sucre sanguin). Cela a pour conséquence une diminution de la masse grasse et une réduction des facteurs de risques cardiovasculaires.

Un meilleur sens de la satiété

Le jeûne provoque une sensation de faim et réduit la satiété (temps durant lequel l'organisme ne ressent pas la faim). Réduire les fenêtres de jeûne, par exemple avec un jeûne alterné modifié, permettrait d'améliorer la tolérance de la restriction et favoriserait une meilleure régulation de la leptine, l'hormone de la satiété secrétée par le cerveau. Les mécanismes d'adaptation mis en jeu sont encore mal connus, mais certaines récentes études ont montré une diminution des sensations de faim à partir du troisième jour.

De plus, les travaux du Dr Benjamin Horne, principal auteur de l'étude menée par des chercheurs de l'Intermountain Medical Center (Murray) dans l'Utah, révèlent que « Le jeûne provoque faim ou stress. En réponse, le corps libère plus de cholestérol, ce qui lui permet d'utiliser la graisse comme source de combustible, au lieu du glucose. Cela diminue le nombre de cellules graisseuses dans le corps. Or, moins il y a de cellules graisseuses, moins on risque d'être résistant à l'insuline et de développer un diabète[10]. »

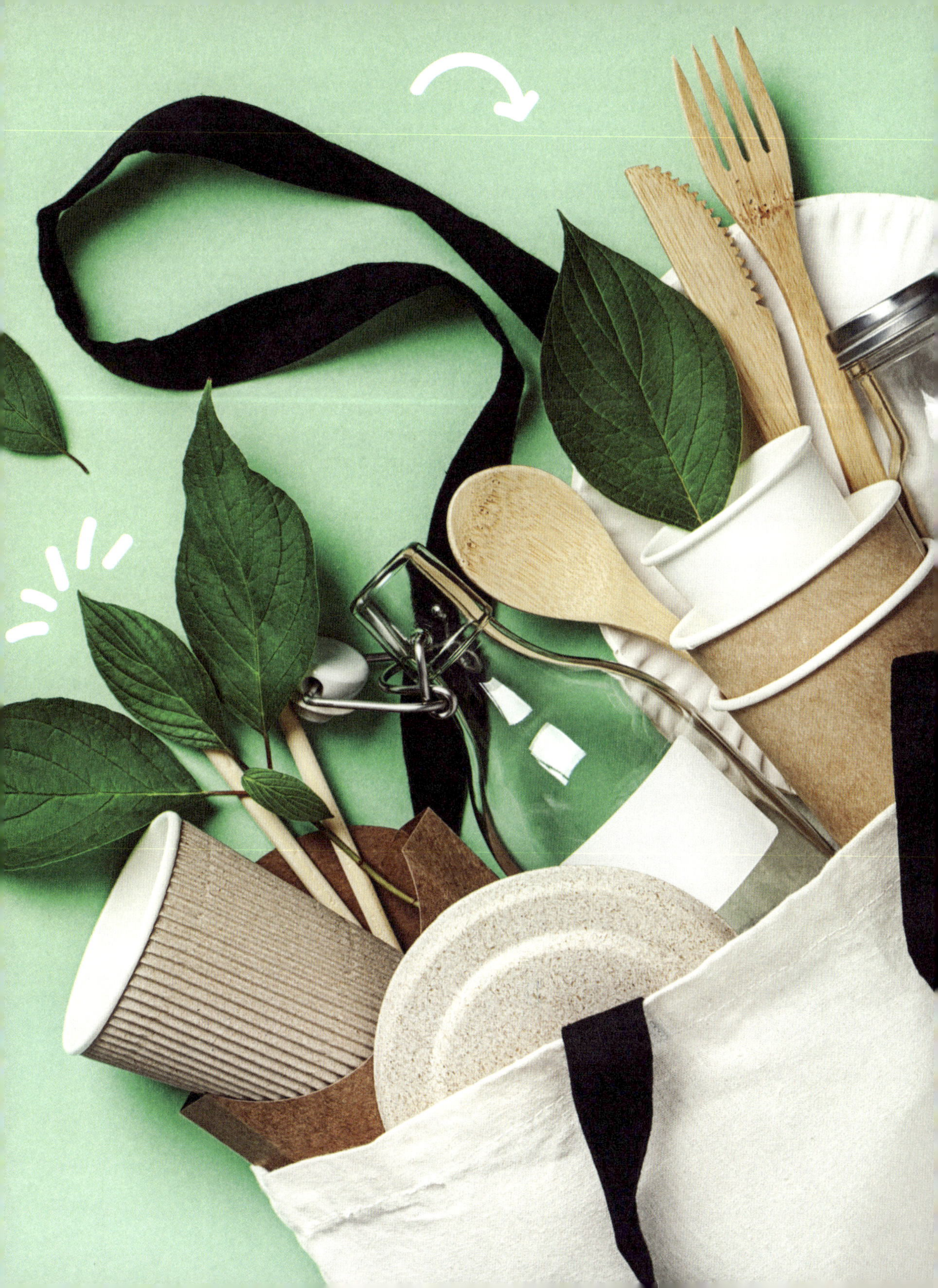

Un sommeil plus serein

Le jeune intermittent permet de réduire le sommeil paradoxal, ce qui a favorisé chez les patients étudiés une diminution de la fatigue[8].

Une meilleure humeur

D'autres applications du jeûne sont encore mal connues. L'humeur pourrait en être améliorée, car elle est modifiée sous l'action de multiples hormones, comme la dopamine, la sérotonine, la mélatonine qui jouent respectivement sur le bien-être et le sommeil. Selon les résultats obtenus par les chercheurs de l'Intermountain Medical Center dans l'Utah aux États Unis[10], leur sécrétion serait régulée grâce à l'augmentation de l'hormone de croissance.

Le cerveau étant plus friand des corps cétoniques libérés lors d'un jeûne que du glucose de l'alimentation, une meilleure synthèse et une meilleure connexion neuronale seraient possibles.

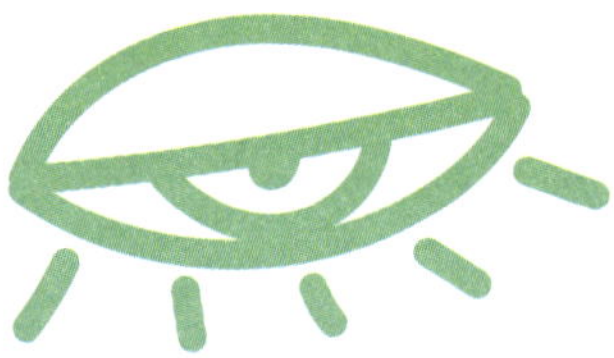

ZOOM

JEÛNE ET CANCER

Des études sur les bénéfices du jeûne dans le traitement des cancers ont été menées, mais elles ne permettent pas encore d'en tirer des conclusions. Reste que les résultats cliniques préliminaires semblent indiquer que le jeûne diminue l'asthénie, les problèmes gastro-intestinaux et la chimiotoxicité. Les patients font état d'une amélioration de leur bien-être psychique et physique[11, 12].

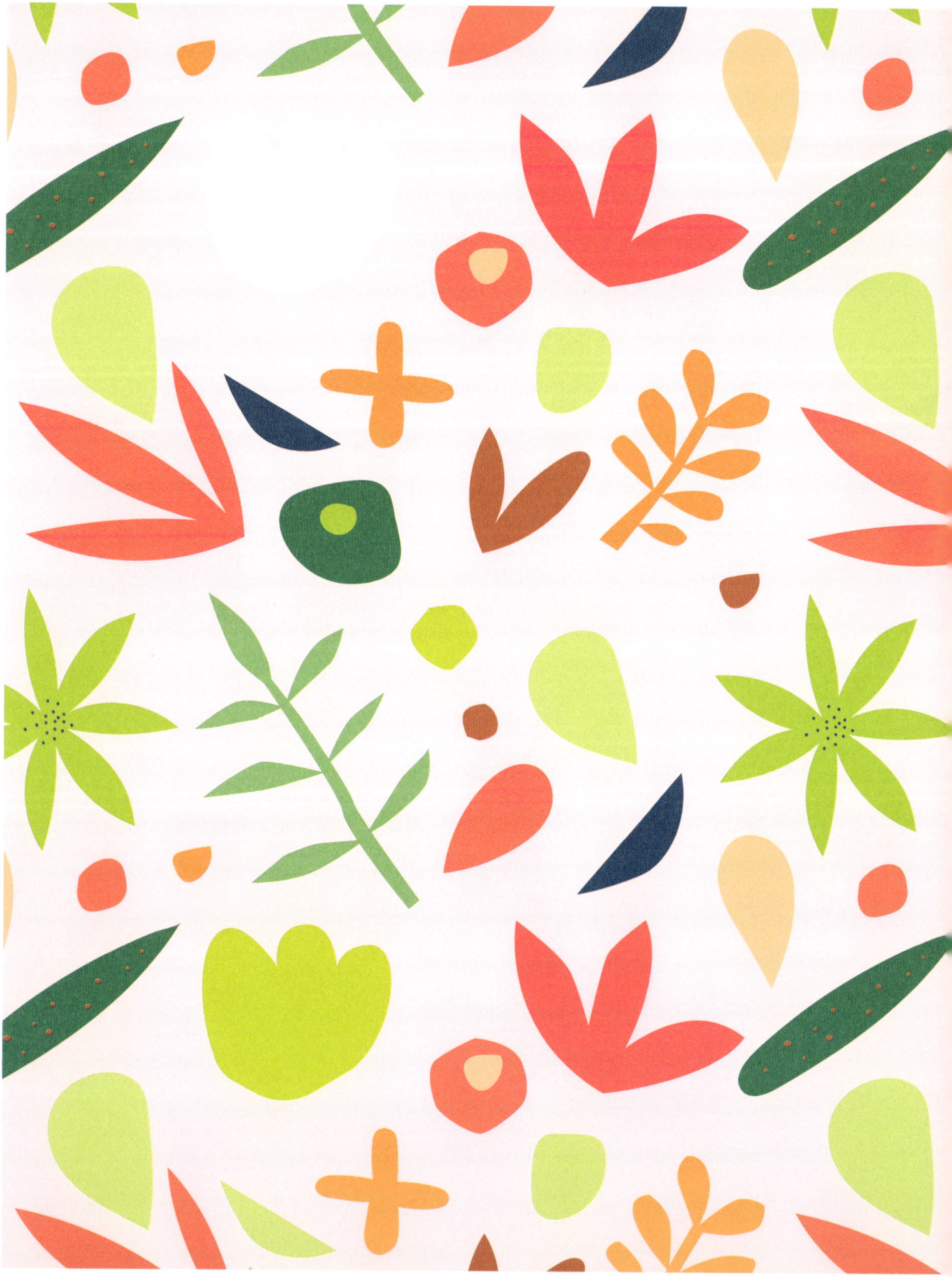

Partie 2

METTRE EN PLACE LE JEÛNE QUI VOUS CONVIENT

Le jeûne est-il fait pour vous ?

Il existe autant de façons de jeûner qu'il existe de personnes sur cette Terre. Nous sommes tous différents, notre alimentation l'est aussi. Ce qui est bon pour votre voisin ne l'est pas forcément pour vous. C'est pour cette raison qu'il est important de vous poser quelques questions essentielles avant de vous lancer. Faites ce quiz !

Le choix du nombre d'heures jeûnées, du moment dans la journée ainsi que du nombre de jours par semaine où vous souhaitez appliquer cette pratique doit se faire en fonction de votre contexte familial, personnel et professionnel. En aucun cas, le jeûne ne doit se faire dans la contrainte. Les questions suivantes vous aideront à trouver la meilleure façon de le mettre en place.

Q. 1 À quelle heure ai-je le plus faim ?

a. Le matin.
b. L'après-midi.
c. Le soir.

Q. 2 À quelle heure est-ce que je prends mon petit déjeuner ?

a. Je ne prends pas de petit déjeuner.
b. Entre 6 h et 8 h.
c. Entre 8 h et 10 h.
d. Entre 10 h et 12 h.

Q. 3 À quelle heure est-ce que je déjeune ?

a. Je ne déjeune pas.
b. Entre 10 h et 12 h.
c. Entre 12 h et 14 h.
d. Entre 14 h et 16 h.

Q. 4 À quelle heure est-ce que je dîne ?

a. Je ne dîne pas.
b. Entre 16 h et 18 h.
c. Entre 18 h et 20 h.
d. Entre 20 h et 22 h.

Q. 5 À quelle fréquence est-ce que je pratique une activité physique ?

a. Je ne fais pas de sport.

b. 1 à 3 fois par semaine.

c. 3 à 5 fois par semaine.

Q. 6 Quels sont mes horaires de travail ?

a. J'ai des horaires de bureau : 9 h-18 h.

b. Je travaille la nuit.

c. J'ai des horaires variés.

d. Je suis à la retraite ou en recherche d'emploi.

Q. 7 Mon travail est :

a. Sédentaire (assis).

b. Physique (charges à porter, beaucoup de marche à pied).

c. Un peu des deux.

Q. 8 Jeûner le week-end, c'est pour moi :

a. Impossible.

b. Je peux le faire.

c. Facile.

Q. 9 Jeûner une journée entière (24 h), c'est pour moi :

a. Impossible.

b. Je peux le faire.

c. Facile.

Q. 10 Pourquoi est-ce que je veux mettre en place le jeûne ?

a. Je veux améliorer ma santé.

b. Je veux perdre du poids.

c. Les deux.

Vous êtes seul maître de votre jeûne !

LE JEÛNE INTERMITTENT : COMMENT BIEN LE CHOISIR ?

Le jeûne intermittent est une variante du jeûne total (ou complet), préconisant une alternance de périodes de jeûne et de périodes d'alimentation normale. En réalité, nous le pratiquons tous au quotidien de façon modérée.

Le nombre d'heures entre le dernier repas de la journée et le petit déjeuner le lendemain avoisine souvent les 10 ou 12 heures, sans apport d'énergie à l'organisme. Par exemple, le jeune intermittent, type fasting, est juste une extension de ce nombre d'heures afin d'atteindre de 16 à 18 heures de jeûne et ce, de façon régulière. Plusieurs possibilités s'offrent ainsi à vous. Nous pouvons regrouper les jeûnes intermittents en trois types, selon la durée de la phase de prise alimentaire.

Le jeûne en jour alterné

Il alterne un jour complet d'alimentation normale et un jour de jeûne complet, durant lequel seules l'eau et les boissons non caloriques, telles que le thé et le café, sont autorisées.

LES DEUX TYPES DE JEÛNE

Les deux premiers types de jeûne, alterné et alterné modifié, ne sont pas les plus simples à mettre en œuvre quand on est débutant. Cependant, ce n'est pas impossible, à condition d'effectuer une vraie préparation du corps pour lui permettre de faire face aux longues heures sans apports énergétiques. Un suivi médical ou paramédical avec un diététicien-nutritionniste est également recommandé pour évaluer votre apport énergétique et le diminuer sans risque sur les deux journées jeûnées dans le cas du jeûne 5:2.

Le jeûne en jour alterné modifié ou le 5:2

Il alterne cinq journées d'alimentation normale avec deux journées pendant lesquelles la nourriture est autorisée, mais avec un apport calorique moins important (à hauteur de 20 % environ de l'apport énergétique des jours normaux).

Le jeûne en temps restreint

Sa plage horaire est limitée sur une journée de 24 heures. Il est le type de jeûne le plus simple à mettre en place, car il est un bon compromis entre le nombre d'heures jeûnées (qui reste modéré) et notre mode de vie actuel.

Sur une fenêtre de 24 heures, plusieurs combinaisons sont possibles :

- Le 20:4, le « Warrior diet », ou régime du guerrier, consiste en 20 heures de jeûne et 4 heures de prise alimentaire. Pendant les 20 heures de jeûne, les aliments tels que fruits et légumes crus sont autorisés, ce qui rappelle le régime paléo où l'on ne consomme que des aliments non transformés et entiers. C'est une méthode qui peut s'avérer très efficace, mais qui peut être difficile à respecter sur le long terme.
- Le 18:6 consiste en 18 heures de jeûne et 6 heures de prise alimentaire. Par exemple, cela équivaut à arrêter de manger entre 21 h et 15 h le lendemain.
- Le 16:8, ou « fasting », autrement appelé « méthode Leangains » est sans conteste le plus facile à mettre en place — surtout si vous êtes débutant —, car il s'intègre aisément dans tous les modes de vie. En effet, il suffit de sauter un repas dans la journée, le petit déjeuner ou le dîner, par exemple, afin d'obtenir 16 heures consécutives sans apport énergétique. Pratiquement, cela signifie que, si vous prenez votre dernier repas autour de 19 h 30 ou 20 h 00, votre prochain repas sera le déjeuner du lendemain, autour de 11 h 30-12 h 00.

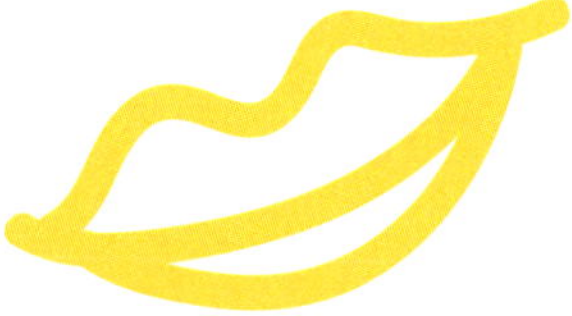

AVANT DE VOUS LANCER…

Vos réponses au quiz vous ont permis de définir le nombre d'heures jeûnées qui vous convient, ainsi que le repas qui sera pour vous le plus facile à éliminer. Tenez compte de vos contraintes de vie, afin de garder le rythme sur le moyen ou long terme, mais soyez aussi vigilant hors des périodes de jeûne. Il s'agit de mettre en place de nouvelles habitudes durablement, en toute sécurité.

Faites le point avec votre médecin

Quel que soit le type de jeûne, il est important de consulter au préalable votre médecin qui pourra, à l'aide d'un bilan complet, évaluer si vous êtes dans de bonnes conditions pour le mener en toute sécurité.

Seul le jeûne 16:8 permet de maintenir un apport en énergie en cohérence avec nos besoins. Même si les études démontrent les bienfaits du jeûne sur la santé, un jeûne supérieur à 24 heures ne convient pas à tout le monde. Il est primordial de consulter votre médecin avant de le mettre en place. En effet, un jeûne pratiqué sur un organisme en carence, sujet à une maladie du système digestif ou qui est en demande d'énergie supplémentaire, comme chez les femmes enceintes, peut avoir des effets contre-productifs. Chez la femme enceinte, le fait d'avoir le ventre vide ou de sauter un repas pourrait accentuer les nausées de début de grossesse et favoriser les hypoglycémies. Par ailleurs, une personne sujette à des inflammations chroniques de la paroi intestinale pourra ressentir des troubles digestifs au moment de la rupture du jeûne.

Si vous êtes sujet à des troubles du comportement alimentaire (anorexie ou boulimie), il est important de consulter un professionnel de santé. Le jeûne ne doit en aucun cas être entrepris afin de perdre davantage de poids : les conséquences physiques et psychiques seraient fatales.

Faites-vous accompagner par un spécialise de la nutrition

Comme indiqué plus haut, il existe autant de façons de jeûner que de jeûneurs sur la planète. Vous êtes unique, votre jeûne l'est aussi. Il est donc recommandé de vous faire accompagner par un diététicien-nutritionniste qui adaptera votre jeûne à votre mode de vie. Il vous accompagnera pour que cette expérience reste un moment agréable, tout en respectant vos besoins énergétiques et vos objectifs.

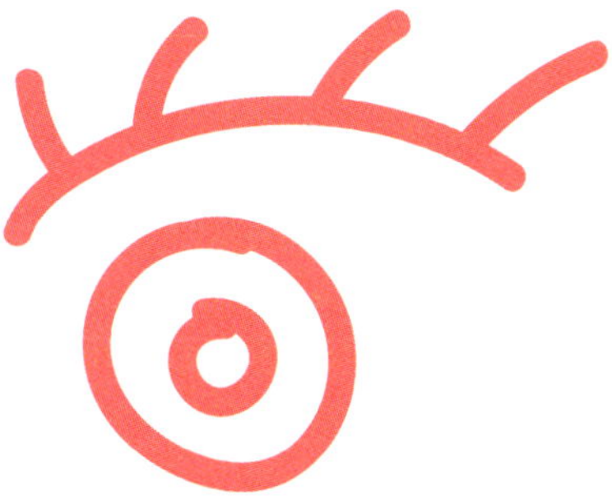

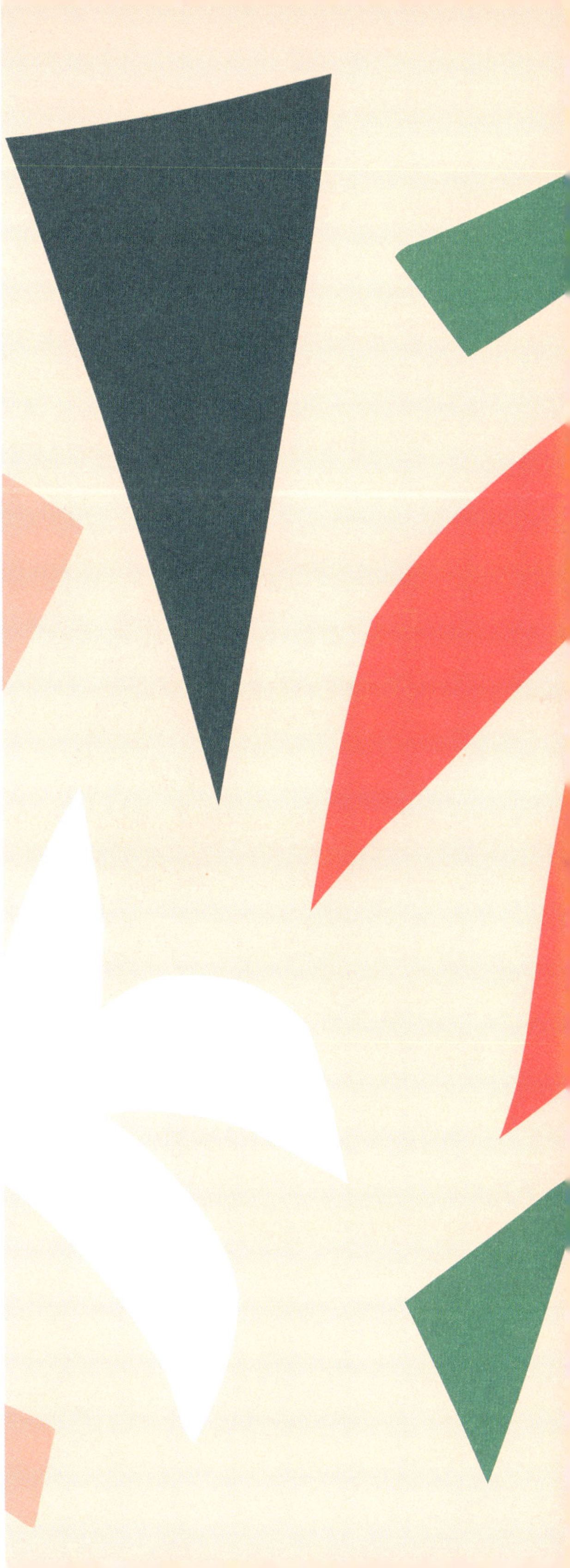

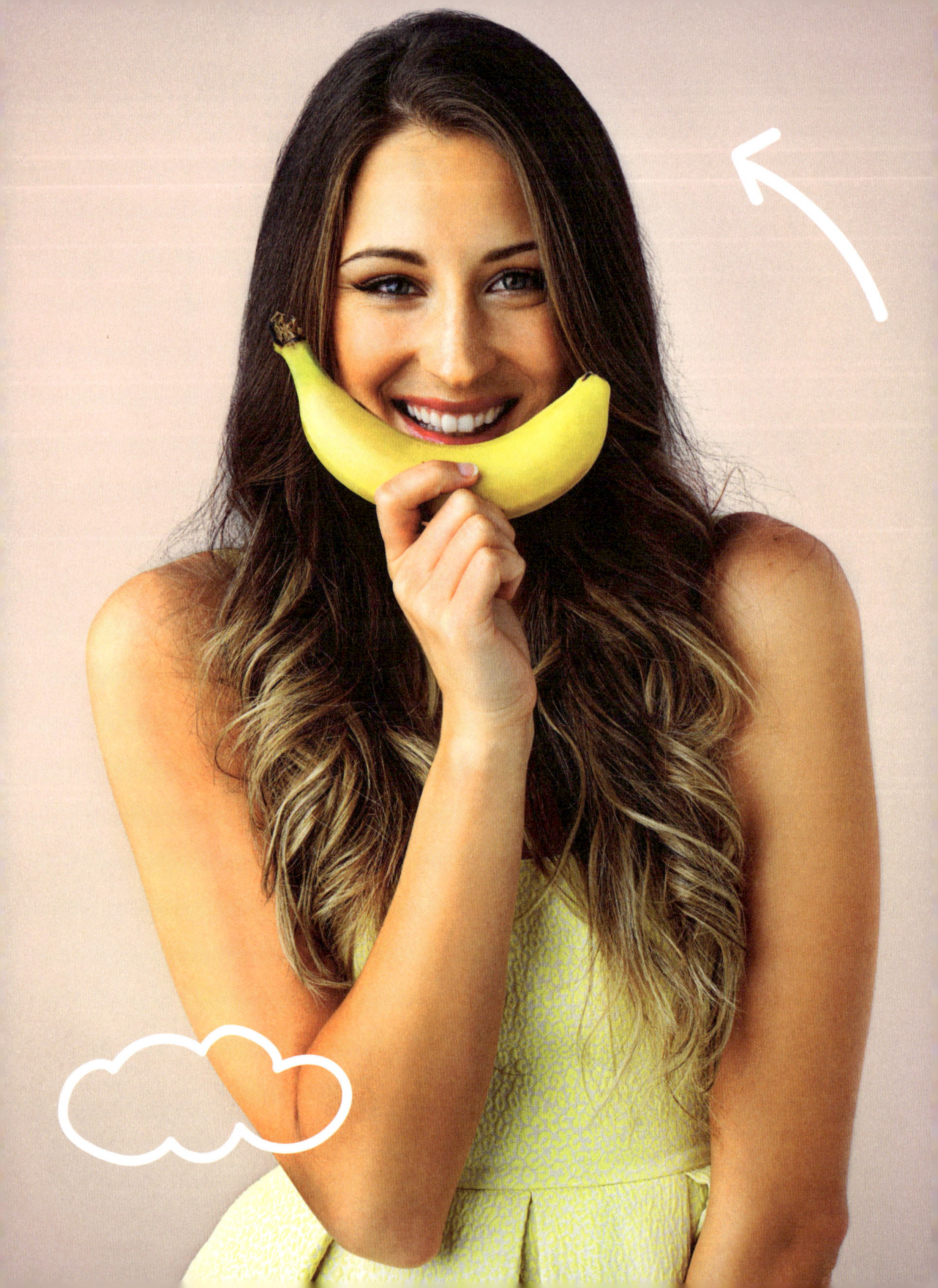

5 ERREURS À ÉVITER

Afin de tirer le maximum de bénéfices de votre jeûne, il est important de préparer votre corps ainsi que votre esprit. Prenez conscience des erreurs à ne pas commettre et préparez-vous au changement !

Erreur 1 : Manger tout et n'importe quoi durant les heures non jeûnées

Votre corps n'a pas reçu de sources d'énergie depuis plusieurs heures ; il n'est pas question de le booster avec un lot de sucre et de graisse dès que le gong du premier repas a retenti ! La rupture du jeûne est un moment important dans son déroulement : des aliments de qualité doivent être privilégiés, au risque d'annuler tous les bénéfices obtenus lors du repos digestif. Ne transformez pas votre organisme en sprinteur...

De plus, un excès de sucre lors des repas ferait monter de façon excessive le taux d'insuline : votre corps en produira toujours plus, afin de réguler la glycémie. Gare à l'effet pingpong ! Votre corps réclamera à nouveau sa dose de sucre, ce qui rendra votre jeûne difficile : vous pourrez ressentir des vertiges, caractéristiques de l'hypoglycémie, des sensations de faim et de fatigue.

Rappelez-vous que la qualité nutritionnelle des aliments que vous consommerez comptera autant que le nombre d'heures jeûnées dans les bénéfices que vous retirez de votre jeûne.

Erreur 2 : Penser qu'il faut à tout prix manger moins

Il n'est absolument pas conseillé de vous restreindre lors d'un jeûne intermittent. Si votre objectif est la perte de poids, sachez que vous allez déjà supprimer un repas dans la journée, que ce soit celui du matin ou du soir. En conséquence, votre apport énergétique va en être diminué de plusieurs calories. La perte de poids va suivre automatiquement, à condition que vous mangiez correctement aux autres repas et que les besoins de votre organisme soient couverts. Sinon il est fort à parier que fatigue et carences s'installeront, poussant l'organisme à compenser en stockant la moindre calorie ingérée.

De plus, vous restreindre ou partir à la chasse aux aliments « faisant grossir » est la meilleure façon de développer des troubles du comportement alimentaire. Le jeûne doit rester une expérience agréable et un moyen de vous recentrer sur vos sensations alimentaires. Si vous avez toujours faim, que vous êtes constamment fatigué, vous allez vite arrêter.

Si vous avez une alimentation normale, commencez tout simplement à réduire le nombre d'heures pendant lesquelles vous vous alimentez. Ne cherchez pas à tout prix à supprimer ou à réduire la consommation de certains aliments.

Il n'y a aucun mauvais aliment, il n'y a que des mauvaises habitudes.

Si vous avez un doute sur la qualité de votre alimentation, consultez un diététicien-nutritionniste qui vous permettra de faire le point sur l'adéquation de vos apports énergétiques. Le jeûne est justement un moyen de revoir vos habitudes alimentaires en les améliorant. Mais ne vous interdisez rien de façon radicale, cela ne fera que renforcer votre frustration et épuiser votre volonté.

Erreur 3 : Vous mettre la pression et aller trop vite

Il ne sert à rien de vous hâter et de vous décourager au premier échec d'une journée de jeûne. Il est normal de ressentir des difficultés au début. Chaque nouvelle journée va apporter de nouvelles sensations en fonction de vos activités (longues journées de travail, sport, contrariété, coup de stress, par exemple).

Ne soyez pas trop dur avec vous-même et restez à l'écoute des signaux que votre corps vous envoie. Si vous avez du mal à tenir les 16 heures, que vous vous sentez fatigué ou faible, c'est que votre corps n'est pas tout à fait prêt. Assurez-vous d'une progression. Mieux vaut un jeûne court dans le plaisir qu'un jeûne long dans la douleur ! Zéro calorie durant 16 heures peut être difficile à gérer pour votre organisme s'il n'a jamais été mis dans ces conditions. Votre corps est habitué depuis des années à manger d'une certaine façon et à certains horaires, il faut lui laisser le temps de s'adapter.

Commencez par 12 ou 13 heures de jeûne en vous préparant la veille avec un repas complet, ni trop gras ni trop sucré, en ayant recours à de bonnes huiles et en choisissant un dessert peu sucré. Puis il vous suffira, par exemple, de réduire le petit déjeuner à un grand verre d'eau, à une tasse de thé ou de café et de vous occuper l'esprit grâce à des activités agréables (lecture enrichissante, écoute d'une musique douce, pratique de la gymnastique ou de la méditation en pleine conscience). Si vous n'y parvenez pas, ce n'est pas grave : ne vous mettez pas en état de stress. Par la suite, augmentez progressivement le nombre d'heures jeûnées jour après jour.

Ne restez pas l'œil collé sur votre montre, détachez-vous et détendez-vous. La moindre heure jeûnée supplémentaire sera déjà bénéfique… Sachant que plus vous laisserez votre corps au repos, plus les effets ressentis seront importants. Albert Einstein disait : « Tu n'es pas en échec tant que tu ne cesses pas d'essayer. » Ne tirez pas de conclusions hâtives quant à la réussite de votre jeûne ! Les effets du jeûne ne se ressentiront sur votre corps que s'il s'est instauré dans la durée et qu'il est régulier. Il est parfois nécessaire de sortir de sa zone de confort pour voir les changements arriver. Trouvez votre façon de jeûner, sans contrainte, et maintenez-la pendant au moins un mois. Pourquoi ? Parce que votre corps doit s'adapter : il doit réguler sa production d'hormones dans le temps.

Et si, après plusieurs semaines de tentatives, vous ne vous sentez toujours pas à l'aise, libre à vous d'arrêter ! C'est que ce jeûne n'est peut-être pas fait pour vous ou que vous ne l'avez pas commencé à une bonne période. Vous pourrez alors revenir tranquillement à trois repas dans la journée et reprendre le jeûne plus tard, à une période plus propice à sa mise en place.

Erreur 4 : Ne pas faire d'activité physique pendant la période de jeûne

Il est important de maintenir une activité physique, même de faible intensité, afin de booster les effets positifs du jeûne. Une activité physique douce et adaptée à vos possibilités est bénéfique dans le travail de régénération de votre organisme. Le mouvement est le meilleur moyen d'activer la lymphe, la circulation blanche dans laquelle baignent tous les organes et qui est, notamment, le lieu de transport des déchets et des éléments non utilisés par les tissus lors des métabolismes du corps. Elle a un rôle de drainage et d'épuration, mais également de renfort du système immunitaire. De plus, si vous cherchez à perdre du poids, le sport stimule l'utilisation du glycogène (réserve énergétique issue du glucose) et l'utilisation des graisses peut être activée plus rapidement.

Cependant, attention, une séance trop intense ou trop longue n'aura pour conséquence que de vous affaiblir et d'allonger votre temps de récupération, ce qui n'est pas compatible avec la durabilité des effets du jeûne. Mon conseil : une séance de HIIT (High Intensity Interval Training) avec un enchaînement de 20 minutes de petits exercices d'intensité variable, un footing autour du quartier ou une marche rapide dans le parc seront bénéfiques à partir du moment où ils sont adaptés à vos possibilités. Bien entendu, il n'est pas question de vous mettre au sport au moment de commencer un jeûne si vous n'en n'avez jamais fait. L'objectif, c'est la régularité. Donc mettez en place une activité qui vous permettra de poursuivre votre jeûne de façon agréable et naturelle.

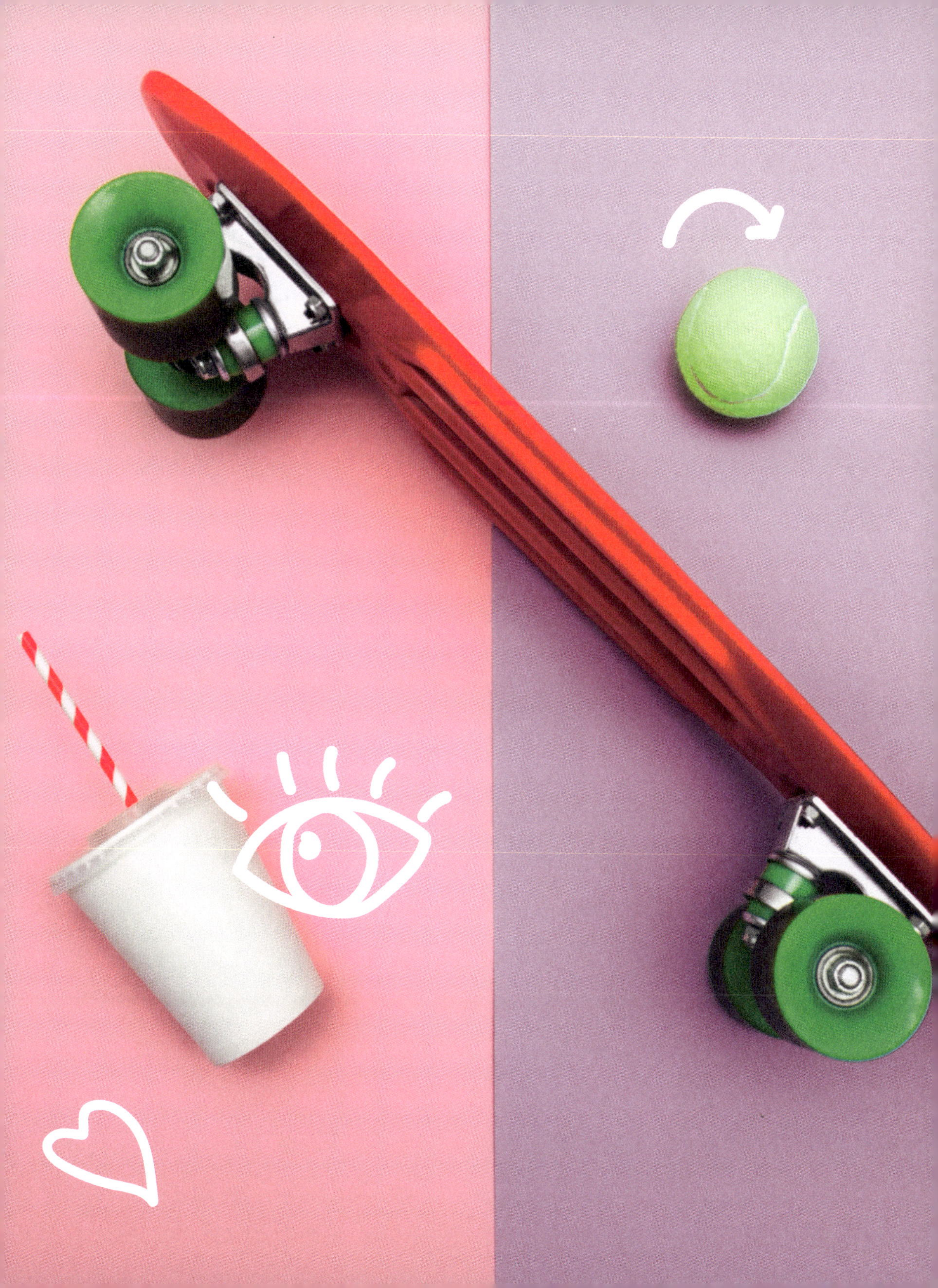

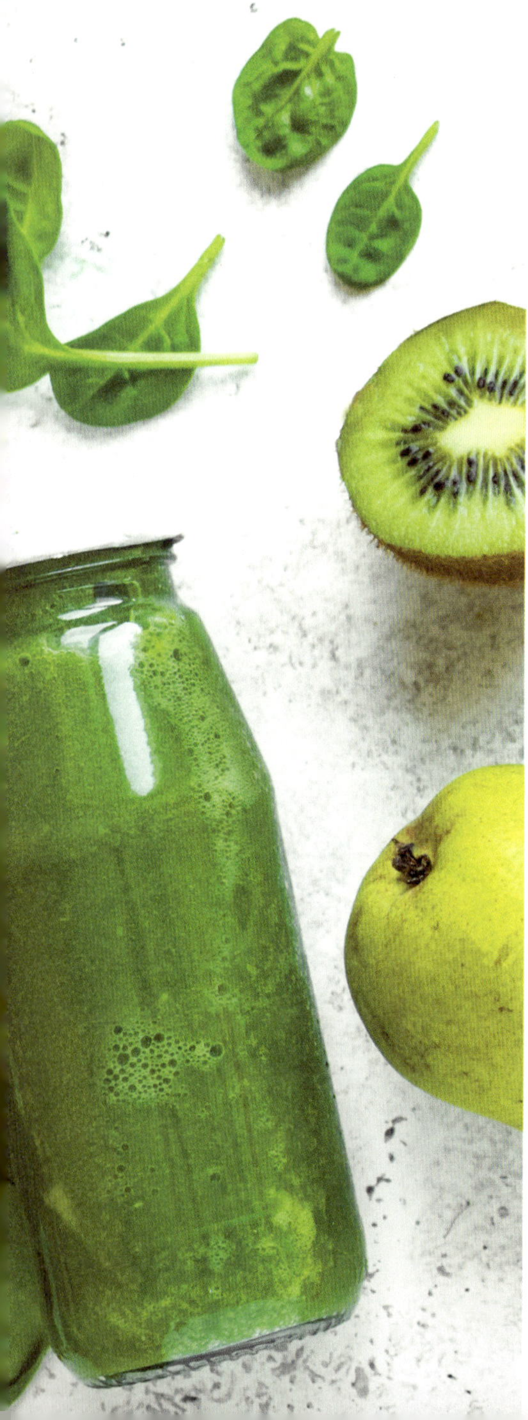

Erreur 5 : Ne pas vous adapter aux situations

Ne vous tracassez pas si un jour vous êtes invité à dîner chez des amis, alors que vous avez adopté le jeûne intermittent 16:8. Vous pouvez rompre exceptionnellement votre jeûne. Cela ne va pas tout gâcher ; il vous suffira le lendemain de reprendre son cours normalement. De même, si vous ressentez une fringale un matin alors que vous êtes censé jeûner jusqu'à 14 heures, ne vous affamez pas. Prenez un petit déjeuner peu sucré et mangez vos repas normalement pendant la journée ; vous reprendrez votre jeûne le lendemain.

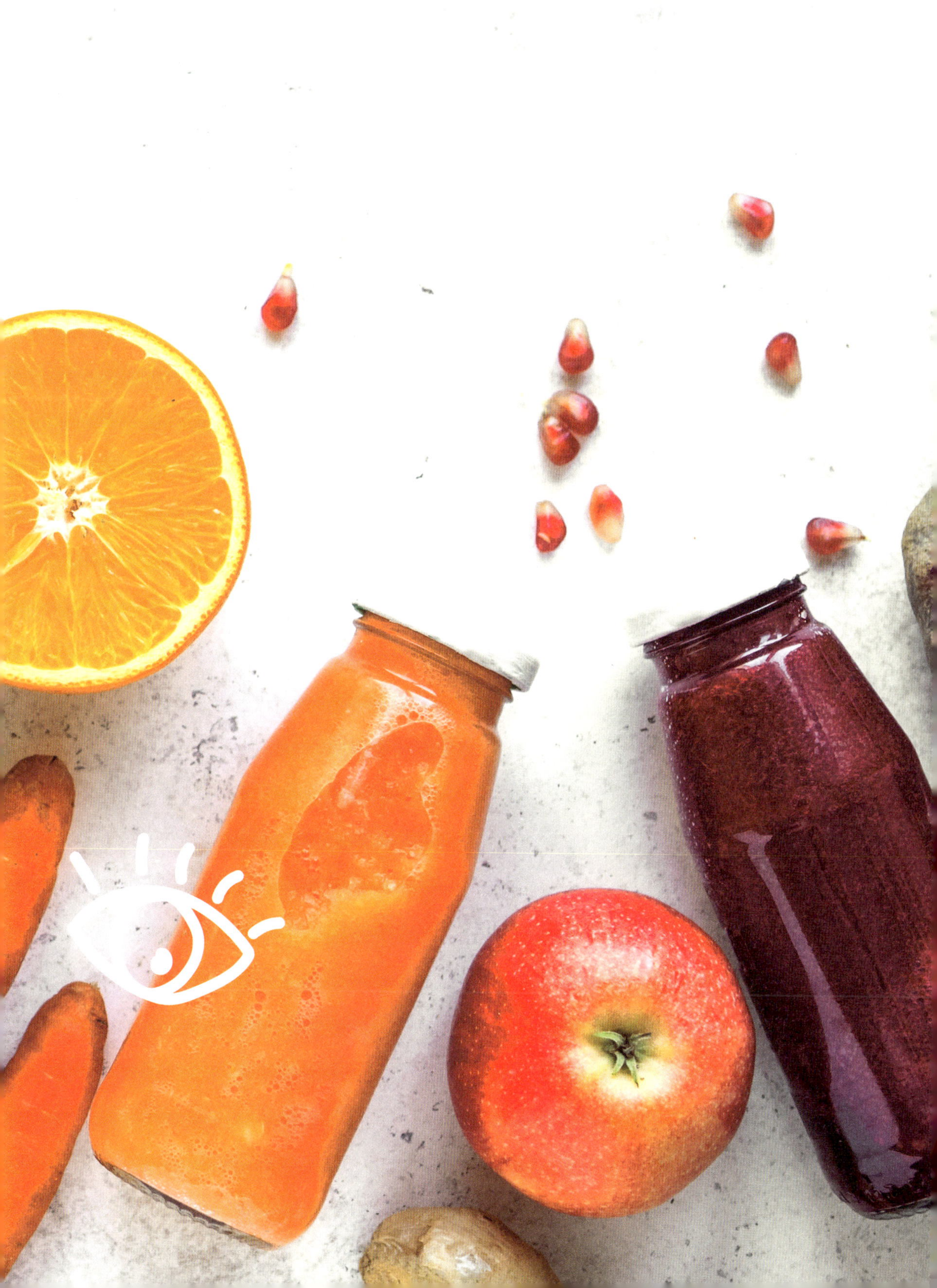

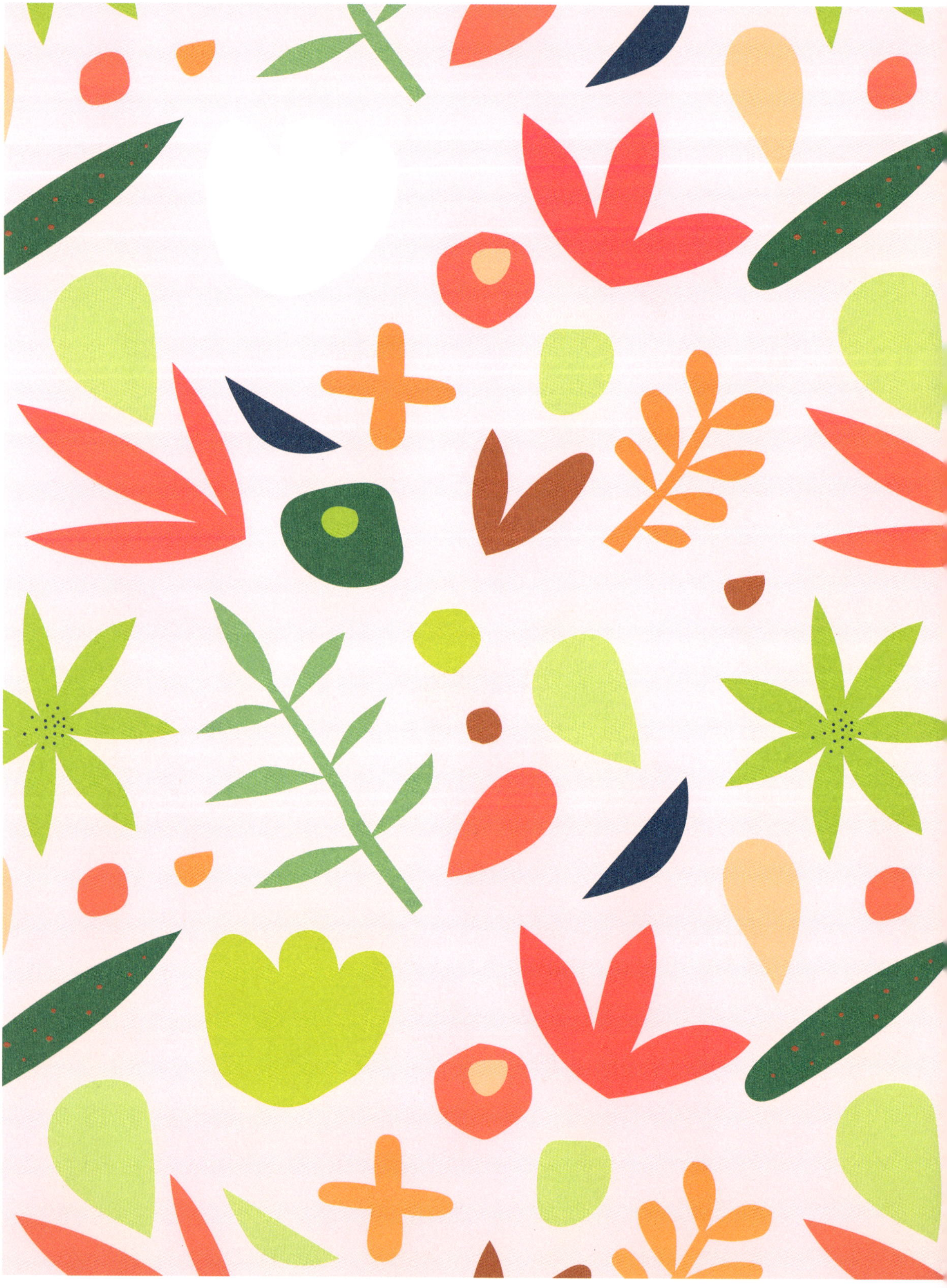

Partie 3

GUIDE PRATIQUE

ALORS, QU'EST-CE QU'ON MANGE ?

Le jeûne intermittent ce n'est rien de compliqué. Ce doit être l'occasion de faire la paix avec votre assiette, de vous ouvrir à nouveau à des produits anciennement diabolisés comme « faisant grossir ». C'est le moment d'adopter une alimentation plus saine, variée, colorée et équilibrée.

Pendant les heures jeûnées, il faut boire abondamment

- **Ce qui est autorisé :** eau, tisane, décoction de plantes.
- **Ce qui ne l'est pas :** bouillons, soupes, jus de légumes, jus de fruits, kéfir et autres boissons fermentées.

À la rupture du jeûne, pas de précipitation

- **Ce qui est autorisé :** fruits frais et juteux, légumes cuits de préférence pour ne pas brusquer le travail du système digestif, fruits à coque, tels que les amandes.
- **Ce qui ne l'est pas :** évitez les repas lourds, riches en graisses (fritures, panures, produits laitiers tels que fromage, produits céréaliers).

MON CONSEIL

Gardez à l'esprit que le jeûne intermittent n'est rien d'autre qu'un rééquilibrage alimentaire, une nouvelle façon de manger où légèreté, sérénité et découverte de soi seront au rendez-vous. Ce n'est en aucun cas un nouveau régime qui bannit une famille d'aliments (le gras ou les féculents), ou qui privilégie un seul type d'aliment avec des phases de réintroduction.

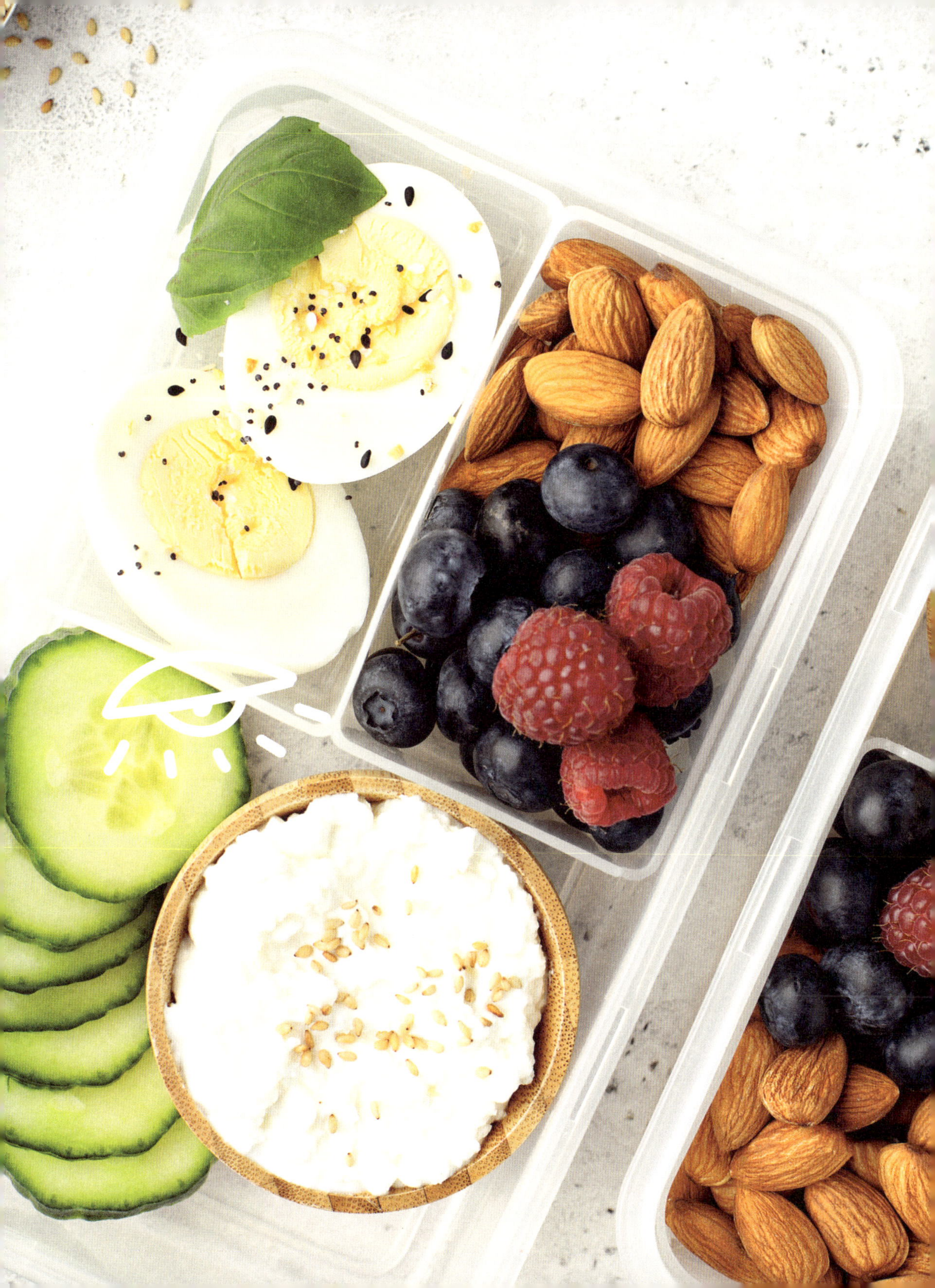

Durant les phases d'alimentation : appliquez les 5 piliers d'une alimentation santé

1. Introduire plus de végétaux

Les fruits et les légumes sont riches en fibres et en micronutriments, tels que les vitamines et les minéraux. Ils vont être très utiles pour soutenir le travail de drainage et d'élimination de votre organisme. Crus, cuits, en soupe... Mettez-en à chaque repas et en bonne quantité.

Privilégiez les produits de saison qui auront plus de goût et qui seront parfaitement adaptés à vos besoins. La nature est bien faite. Alors qu'en été nous avons besoin de plus d'eau, la nature nous apporte des produits qui en sont gorgés (tomate, concombre, melon, pastèque, par exemple). En hiver, le système immunitaire doit être renforcé pour faire face aux maux d'origine virale, et c'est justement la période des agrumes riches en vitamine C.

2. Maîtrisez votre consommation de glucides

Les glucides, communément appelés « sucres », font partis des trois macronutriments apportant de l'énergie à votre corps, à côté des protéines et des lipides, les fameuses « graisses ». Il en existe deux grandes familles :

- Les glucides complexes, tels que les pâtes, le riz, les pommes de terre, les légumes secs comme les lentilles, les fibres des fruits et des légumes.
- Les glucides simples présents dans les produits sucrés comme les viennoiseries, les biscuits et les gâteaux, les céréales de petit déjeuner, le chocolat et les bonbons, les boissons sucrées (jus et sodas).

Ces deux familles ne présentent pas du tout le même profil d'assimilation dans l'organisme. Tandis que la première aura une assimilation lente dans le circuit sanguin, du fait de la complexité des chaînes de sucres, la seconde est très rapidement assimilée. Lorsque vous consommez des glucides simples, vous obtenez rapidement de l'énergie pour votre organisme, mais votre glycémie, votre taux de sucre dans le sang, augmente aussi très rapidement. Votre corps va donc réagir en stimulant de façon excessive la production d'insuline, l'hormone impliquée dans le stockage de triglycérides (graisses) dans vos cellules adipeuses lorsque l'apport en sucre est trop important ou trop rapide. Or, il a été reconnu que de trop grandes quantités d'insuline dans le sang favorisaient la résistance à l'insuline directement impliquée dans le surpoids et l'obésité, ainsi que le développement de maladies inflammatoires telles que le diabète de type II.

Il est donc préférable de consommer des glucides complexes de façon adaptée à vos besoins, à chaque repas et tous les jours, si possible associés à un légume vert, afin d'apporter les fibres qui régulent l'entrée du sucre dans le sang.

3. Veillez à une bonne qualité de corps gras

Les lipides présents dans les corps gras, tels que l'huile, l'avocat, les fruits à coque (amandes) ou le beurre, sont une source énergétique majeure. Intégrer du bon gras dans votre assiette de façon adaptée à vos besoins ne sera jamais nuisible à votre santé, bien au contraire. Le gras est impliqué dans la synthèse de nombreuses

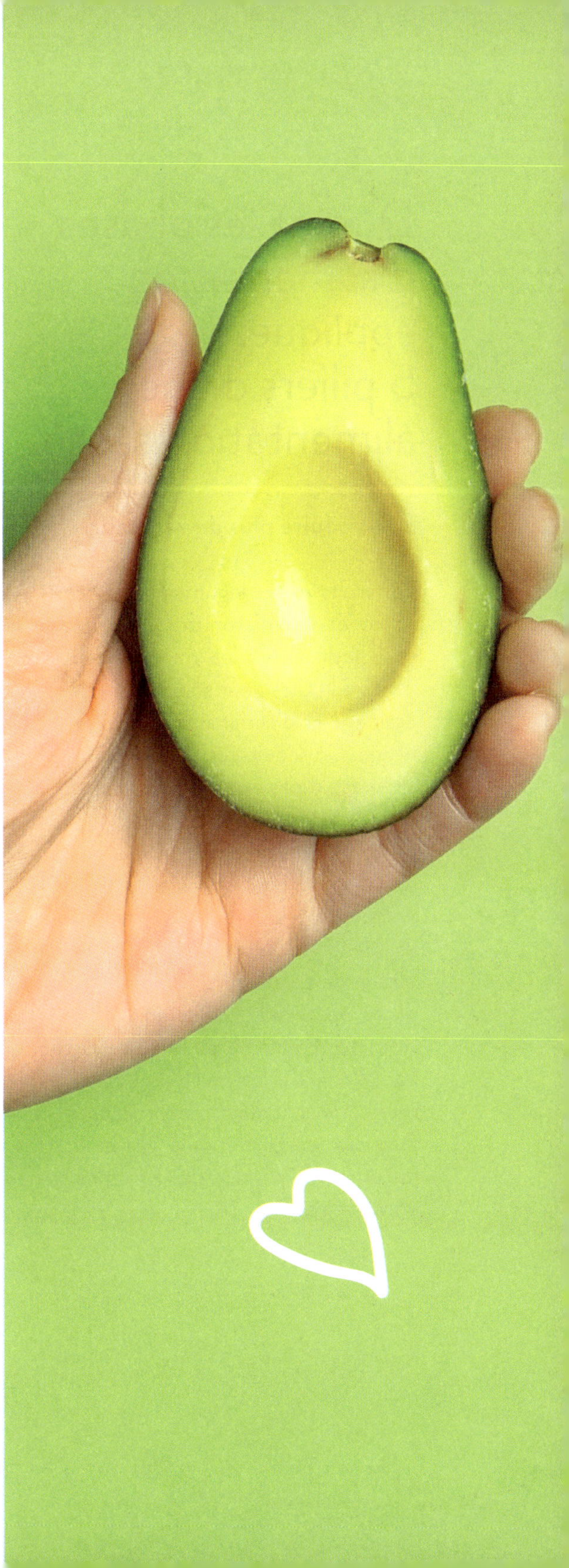

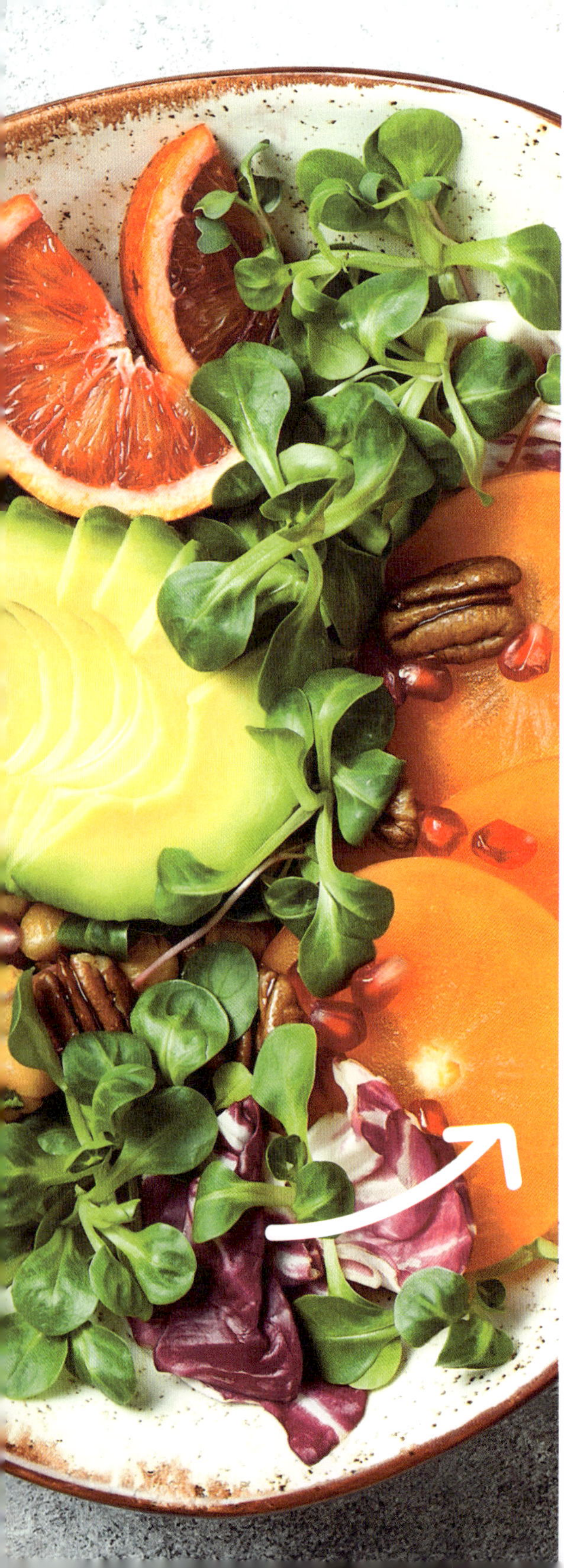

vitamines et hormones indispensables au fonctionnement de votre corps. Il permet également de réguler votre appétit en allongeant le temps de digestion et de limiter ainsi les fringales 2 ou 3 heures après le repas.

De plus, associer une source de gras dans votre assiette vous permettra de mieux assimiler les micronutriments (vitamines et minéraux présents dans les légumes, par exemple) essentiels à l'organisme. Mettre une vinaigrette dans une salade ou un peu d'avocat évitera que les nutriments finissent dans les toilettes...

Privilégiez les acides gras essentiels – par exemple, les oméga 3, 6 et 9, cardioprotecteurs. Ils sont présents dans l'avocat, les graines et les fruits oléagineux, les poissons gras et les huiles végétales (l'huile d'olive, de colza, de lin, de noix et noisette...).

4. Consommer suffisamment de protéines

Les protéines permettent le maintien de la masse musculaire qui est à la base du métabolisme énergétique, c'est-à-dire de l'énergie que le corps dépense au quotidien pour fonctionner correctement. En consommant régulièrement des protéines à chaque repas, vous stimulerez votre métabolisme et donc optimiserez votre dépense énergétique totale quotidienne. De plus, les protéines, comme les lipides, régulent la glycémie et participent à lutter contre les fringales et les coups de barre. Après un repas, vous vous sentirez plus vite rassasié et pour longtemps. Il est donc malin, si vous faites un jeûne intermittent en conservant le petit déjeuner, d'y inclure des protéines. De plus, ces dernières participent à la synthèse de la dopamine, l'hormone de la motivation, de la productivité et de la concentration : tout ce dont notre corps a besoin le matin !

Privilégiez les bonnes protéines animales (viande, poisson, œufs et crustacés), ainsi que les protéines végétales que l'on retrouve dans les céréales complètes, les légumineuses, les fruits à coque et les grains.

5. Limitez la consommation de produits transformés

Les produits industriels sont souvent trop riches en sel et en sucre. L'ajout de sel et de sucre est utilisé par les industries agroalimentaires pour rehausser le goût qui a été perdu sous l'effet des différents procédés de fabrication. Sachez qu'il y a du sucre dans les viandes, les poissons cuisinés, le jambon, les poêlées de légumes déjà cuisinées ou dans les sauces toutes prêtes.

Par ailleurs, les graisses (riches en oméga 6 et en acides gras trans) utilisées pour optimiser la conservation des produits industriels nuisent, sur le moyen terme, au système cardiovasculaire. Quant aux additifs censés redonner une texture et une couleur appréciées par le consommateur, ils ont une incidence à la fois sur notre santé et sur notre comportement alimentaire, en nous incitant à en consommer toujours plus. Autant de raisons de consommer ces produits de façon très occasionnelle.

MES MENUS POUR UN JEÛNE EN TOUTE SÉRÉNITÉ

Pour garder de la simplicité et du plaisir à table et pour que la préparation des repas ne soit pas un casse-tête, je vous conseille d'anticiper. C'est la clé d'un jeûne intermittent réussi. Réfléchir en amont au menu de votre semaine et préparer vos repas à l'avance vous permettront de composer des assiettes gourmandes et de poursuivre sereinement votre jeûne.

Voici un modèle d'organisation que vous pourrez mettre en place afin de gagner du temps et de réduire le stress !

1. Cherchez...

des recettes gourmandes qui vous inspirent et vous donnent envie. Elles doivent être simples et rapides à préparer (moins de 30 min) : blog food, sites Internet, réseaux sociaux, livres... ce ne sont pas les ressources qui manquent.

2. Choisissez...

une ou deux recettes par semaine que vous préparerez en grande quantité et qui composeront plusieurs repas, en alternance.

3. Faites...

votre liste de course. Vous éviterez ainsi d'acheter des produits superflus, souvent des aliments de confort, gras et sucrés. En plus, vous gagnerez du temps dans les magasins. Et n'oubliez pas, faites vos courses le ventre plein. De la même façon, vous serez moins tenté par les offres promotionnelles de type « 2+1 gratuit » sur les paquets de Granola... Vous trouverez ci-après une liste de courses qui vous aidera à faire les bons choix.

4. Organisez-vous...

en cuisine, il est important que chaque chose soit à sa place.

5. Cuisinez...

Réservez 1 h 30 à 2 h hebdomadaires à la préparation des plats. Quiches, tartes, lasagnes, gratins... Pensez à congeler. Lavez, épluchez et détaillez vos légumes crus que vous conserverez au frais dans un récipient en verre hermétiquement fermé : ils vous permettront de préparer des salades composées.

Vous trouverez deux types de menus équilibrés, variés, intégrant des produits de saison. L'un concerne le jeûne intermittent 16:8, c'est-à-dire sans petit déjeuner, tandis que l'autre ne prend pas le dîner en compte.

Liste de courses : les indispensables

PROTÉINES

• Viande hachée 5 %
• Filet/escalope de dinde
• Filet/escalope de poulet
• Magret de canard, émincés de gésiers

• Thon, saumon, maquereau, sardine
• Hareng, anchois, loup
• Dorade, cabillaud, sole, merlan, merlu
• Crevettes, moules, miettes de crabe

• Œufs bio

• Jambon blanc, blanc de poulet -25 % de sel
• Bresaola, viande des Grisons

PRODUITS CÉRÉALIERS

• Patates douces, pommes de terre bio
• Pain ou biscottes complètes, seigle, multicéréales
• Riz basmati, thaï, complet, sauvage
• Pâtes de blé complet, quinoa
• Lentilles, petits pois, pois chiches, haricots rouges, edamame (fèves de soja)
• Flakes d'épeautre, de sarrasin, flocons d'avoine
• Farine de blé complet ou semi-complet, riz, Maïzena, sarrasin, épeautre, seigle

PRODUITS LAITIERS

• Boissons végétales sans sucre ajouté (amande, avoine, coco)
• Yaourt nature, au lait de soja, de chèvre, de brebis
• Fromage blanc nature 3 % de matière grasse, faisselle
• Yaourt grec nature 9 % de matière grasse
• Chèvre frais
• Mozzarella, gouda, édam
• Parmesan

PRODUITS GRAS

• Huiles de lin, de colza
• Huile d'olive première pression à froid bio
• Huiles de noisette, de noix
• Fruits à coque : amandes, noix de cajou, noix
• Noisettes, pistaches, cacahuètes non salées
• Graines (sésame, courge, lin, chanvre, chia)
• Purée 100 % amande, noisette ou cacahuète, tahin (purée de sésame), beurre doux
• Crème de coco allégée, crème de soja, crème légère

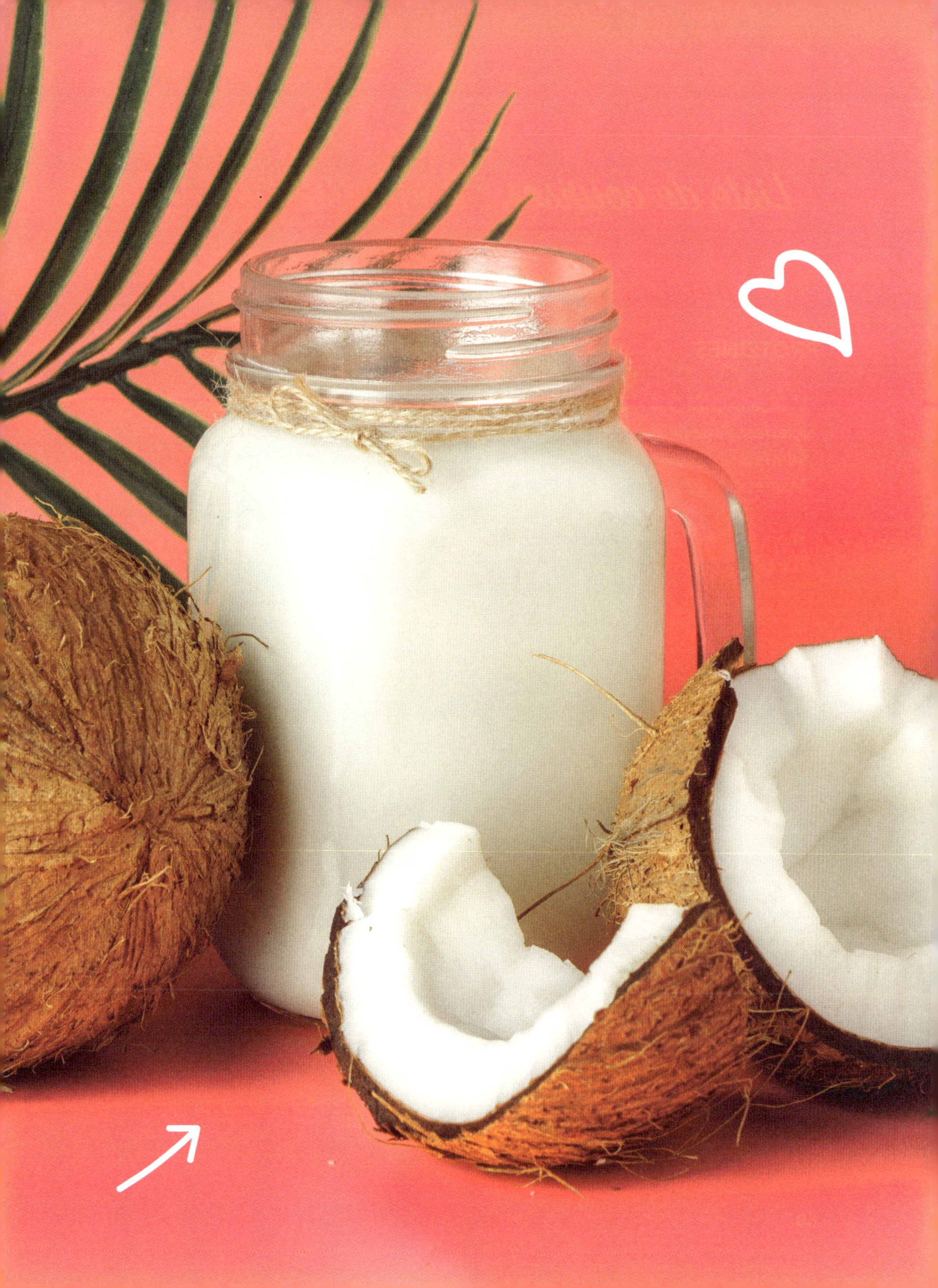

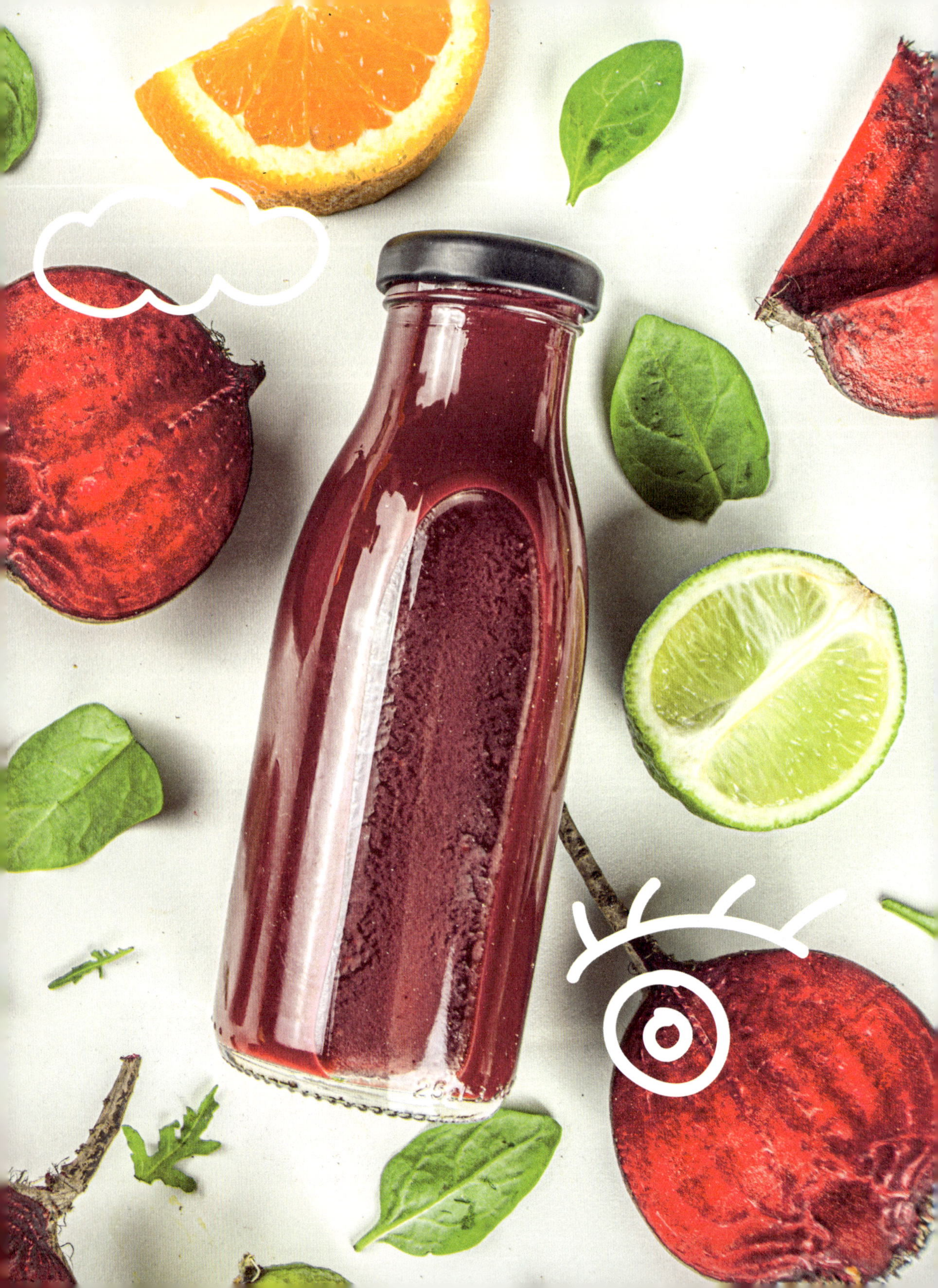

LÉGUMES
(frais bio, en bocal ou surgelés)

- Avocat
- Brocoli, chou chinois
- Choux, chou-fleur, chou rouge, chou blanc
- Asperges
- Endives
- Épinards, courge, potiron, potimarron
- Laitue, mâche, pousses d'épinards
- Concombre, courgette
- Tomate, poivron
- Aubergine, poireau
- Tomate, radis
- Céleri, fenouil, artichaut
- Cresson, betterave, carotte
- Haricot vert, haricot beurre
- Ail, oignon rouge, oignon

FRUITS

- Framboises, myrtilles, fraises
- Kiwi
- Prune
- Banane
- Mangue, papaye, ananas, grenade
- Pomme, poire
- Citron, orange, clémentine, pamplemousse
- Melon, pastèque
- Abricot, pêche, nectarine
- Fruits secs

DIVERS

- Vinaigre balsamique, vinaigre de framboise, de vin, de cidre
- Bouillon cube sans sel ajouté
- Coulis de tomate au naturel, tomates émondées, pulpe de tomate
- Miso, sauce soja

ÉPICES (fraîches et en poudre)

- Curcuma, poivre noir, piment, cannelle, thym
- Coriandre, curry, cumin, basilic, gingembre, persil, menthe, coriandre, ciboulette
- Herbes de Provence
- Épices mexicaines

SUCRES

- Miel bio d'origine UE, sirop d'agave
- Sirop d'érable
- Sucre de canne complet, sucre de coco
- Chocolat noir > 70 %, poudre de cacao
- Confiture sans sucre ajouté ou allégée
- Jus pressés, compote sans sucre ajouté

Les 5 grands principes pour composer votre assiette

1.

Privilégiez les céréales complètes et les légumineuses riches en minéraux, afin de favoriser la satiété après le repas.

2.

Intégrez une source de protéines, soit animale soit végétale, ou encore un peu des deux, qui évitera les fringales.

3.

Ajoutez une touche de bonnes graisses, sources d'oméga 3, pour aider à la concentration et à l'éveil intellectuel.

4.

Parsemez votre assiette d'herbes aromatiques et d'épices, riches en micronutriments, afin d'en rehausser le goût.

5.

Égayez votre assiette avec de la couleur, prenez soin de la présentation : nous mangeons avec tous les sens et cela commence par la vue.

LES CALORIES

La quantité de calories quotidienne nécessaire à un individu dépend de son âge, de sa taille, de son poids, de son sexe et de son activité physique. Les menus suivants sont élaborés sur une base de 1 800 à 2 200 kcal, correspondant aux besoins énergétiques pour un homme ou une femme adulte. Ils sont à adapter en fonction de votre appétit et de vos activités de la journée (sport, métier à exigence physique, par exemple).

MENU SEMAINE

LUNDI

PETIT DÉJEUNER (7-8 H)
Bowlcake banane, framboises et coco

COLLATION (10-11 H)
1 tisane citron/gingembre

DÉJEUNER (12-13 H)
Sauté de brocolis aux amandes effilées, pommes de terre et dés de poulet à la moutarde

DÎNER (15-16 H)
Salade de pommes de terre au thon cuit
1 fromage blanc, 1 poire

MARDI

PETIT DÉJEUNER (7-8 H)
Œuf à la coque, tartines de seigle, chèvre frais et thym

COLLATION (10-11 H)
2 kiwis

DÉJEUNER (12-13 H)
Farfalles à la fondue de poireaux

DÎNER (15-16 H)
Velouté de verts de poireaux/butternut/amandes, 1 grande tartine de pain de seigle et houmous au sésame

MERCREDI

PETIT DÉJEUNER (7-8 H)
Overnight porridge poire/cannelle

COLLATION (10-11 H)
Bâtonnets de carottes et 2-3 cc de houmous

DÉJEUNER (12-13 H)
Salade de farfalles estivale
1 grappe de raisin

DÎNER (15-16 H)
Dhal de lentilles et de quinoa
1 velouté nature, miel

Menus de la semaine petit déjeuner - déjeuner

JEUDI	VENDREDI	SAMEDI	DIMANCHE
PETIT DÉJEUNER (7-8 H) Tartines de pain aux céréales, purée 100 % amande et banane, cannelle	PETIT DÉJEUNER (7-8 H) 1 carré de petit déjeuner et 1 tartine d'avocat, citron	PETIT DÉJEUNER (7-8 H) 2 pancakes express, chèvre frais et graines de sésame	PETIT DÉJEUNER (7-8 H) 2-3 cookies amandes, 1 yaourt nature et 1 poire
COLLATION (10-11 H) 1 tisane pomme, cannelle et quelques noix du Brésil	COLLATION (10-11 H) 2 clémentines et quelques amandes	COLLATION (10-11 H) 1 pomme et quelques noix	COLLATION (10-11 H) 1 tisane thym, citron
DÉJEUNER (12-13 H) Salade de quinoa, avocat et grenade	DÉJEUNER (12-13 H) Salade mexicaine	DÉJEUNER (12-13 H) Quiche courgette, chèvre et menthe et salade de mâche/noix	DÉJEUNER (12-13 H) Saumon en papillote, reste de semoule sautée aux verts de blettes et champignons de Paris
DÎNER (15-16 H) Wok de riz complet et champignons sautés à l'ail	DÎNER (15-16 H) *Chili sin carne* et salade de pousses d'épinards 1 compote pomme/poire/cannelle, 1 petit-beurre émietté façon crumble	DÎNER (15-16 H) Taboulé estival à la courgette et à la feta 1 fromage blanc, 1 petite banane et quelques amandes	DÎNER (15-16 H) Velouté de blettes, œuf à la coque et une grande tartine de pain de seigle 1 compote pomme/vanille et 1 carré de chocolat noir

Matin

Bowlcake banane, framboises et coco

Ingrédients

1 banane • 1 œuf • 50 g de flocons d'avoine • 1 cuillerée à soupe de poudre d'amande • ½ cuillerée à café de levure • 2 cuillerées à soupe de lait d'amande sans sucre ajouté • 1 cuillerée à café de noix de coco râpée • 1 petite poignée de framboises

1. Dans un bol, émulsionnez l'œuf et la banane écrasée.
2. Ajoutez les flocons d'avoine, la poudre d'amande et la noix de coco, puis la levure. Délayez avec le lait d'amande.
3. Faites cuire au micro-ondes 4 à 5 min, puis laissez refroidir.
4. Ajoutez les framboises avant de déguster.

Midi

Sauté de pommes de terre, brocolis et amandes effilées, dés de poulet à la moutarde

Ingrédients

100 g de filet de poulet • 100 g de pomme de terre • 200 g de brocolis • ½ oignon • 1 cuillerée à soupe d'huile d'olive • 1 cuillerée à soupe d'amandes effilées • sel, poivre et brins de coriandre

1. Dans 1 l d'eau, faites cuire les pommes de terre épluchées et coupées en petits cubes. 10 min avant la fin de cuisson, ajoutez les fleurettes de brocolis lavées.

Astuce gain de temps. Vous pouvez doubler les quantités de pommes de terre et de brocolis, afin d'anticiper la cuisson pour le repas du soir.

2. Pendant ce temps, dans une poêle bien chaude, faites revenir l'oignon émincé dans l'huile d'olive à feu moyen.

3. Ajoutez les dés de poulet et la moutarde. Mélangez et assaisonnez avec sel et poivre.

4. Ajoutez les pommes de terre et les brocolis égouttés, puis laissez revenir 5 min à feu doux.

5. Saupoudrez de coriandre et d'amandes effilées.

Dîner

Salade de pommes de terre et de thon

Ingrédients

100 g de pommes de terre • 50 g de thon cuit au naturel • ½ oignon • 1 cuillerée à soupe d'olives noires • 1 yaourt nature • 1 cuillerée à café de vinaigre de cidre • 1 cuillerée à café de moutarde • ½ citron pressé, sel, poivre, ciboulette

1. Coupez les pommes de terre et émiettez le thon, puis réservez dans un bol.

2. Ciselez l'oignon et ajoutez-le avec les olives dénoyautées dans la préparation.

3. À part, préparez l'assaisonnement en délayant le yaourt avec le citron, le vinaigre de cidre et la moutarde. Rectifiez l'assaisonnement, puis saupoudrez de ciboulette.

4. Vous pouvez accompagner ce plat d'une salade de mâche légèrement assaisonnée.

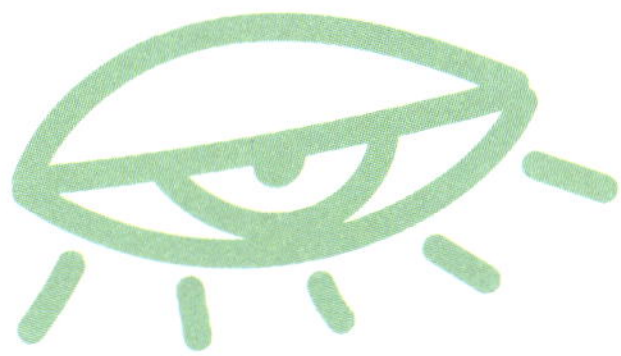

Matin

Œuf coque, tartines de seigle et chèvre frais au thym

Ingrédients

1 œuf à la coque • 70 g de pain 100 % seigle • chèvre frais • thym

1. Dans une petite casserole d'eau, faites cuire l'œuf 3 min à l'eau bouillante.

2. Égouttez l'œuf, puis passez-le sous l'eau froide pour stopper la cuisson.

3. Tartinez le pain de seigle au chèvre frais et saupoudrez de thym.

Midi

Farfalles au bacon et à la fondue de poireaux

Ingrédients

50 g de farfalles complètes crues • 200 g de poireaux • 100 g d'allumettes de bacon • 1 cuillerée à soupe de crème légère ou soja • 1 cuillerée à soupe d'huile d'olive • 1 cuillerée à café de moutarde • jus de citron, sel et poivre

1. Dans un grand volume d'eau, faites cuire les pâtes 11 min pour une cuisson *al dente*. Égouttez et réservez dans un bol.

2. Lavez et coupez les poireaux en deux, puis en petits tronçons.

3. Faites-les revenir dans l'huile d'olive à feux doux pendant 25 min. Ajoutez les allumettes de bacon, la crème, la moutarde, le jus de citron et assaisonnez avec le sel et le poivre, puis laissez revenir 5 min à nouveau.

4. Mélangez la fondue de poireaux aux farfalles.

Astuce anti-gaspillage. Ne jetez pas les parties vertes des poireaux : vous les utiliserez pour préparer la soupe du soir.

Dîner

Velouté de verts de poireaux/butternut/amandes, 1 grande tartine de pain pur seigle et houmous au sésame

Ingrédients

Pour le velouté : 200 g de verts de poireaux • ¼ de courge butternut bio • ½ cm de racine de gingembre • 10 cl de lait de coco • 1 L d'eau • 1 cuillerée à café de bouillon en poudre bio • sel, poivre • 5-6 amandes concassées

Pour le houmous : 265 g de pois chiches égouttés (en bocal bio) • 1 gousse d'ail • 1 jus de citron • 1 cuillerée à soupe de tahin • 1 cuillerée à soupe d'huile de sésame • 3 poignées de pousses d'épinards, eau et sel

1. Lavez et coupez en petits tronçons la butternut, en veillant à enlever les grains, ainsi que les verts de poireaux.

2. Faites bouillir l'eau et ajoutez le bouillon en poudre bio, ainsi que le gingembre épluché. Ajoutez les dés de légumes et laissez cuire 20 à 25 min.

3. Pendant ce temps, préparez le houmous en mettant tous les ingrédients dans un mixer. Rectifiez la texture avec un peu d'eau.

4. Une fois les légumes cuits, mixez le tout avec le lait de coco et rectifiez l'assaisonnement.

5. Parsemez de quelques amandes concassées.

6. Faites toaster le pain et tartinez avec 2 cuillerées à soupe de houmous.

Astuce consommation. La peau de la butternut peut se consommer à condition qu'elle soit d'origine biologique (sans traces de pesticides ni d'engrais chimiques).

Matin

Overnight porridge poire/cannelle

Ingrédients

50 g de flocons d'avoine • 1 cuillerée à café de graines de chia • 200 ml de lait d'amande sans sucre ajouté • 1 cuillerée à café de miel • 1 poire • 1 cuillerée à café d'huile de coco • 1 carré de chocolat noir • 1 cuillerée à café de cannelle

1. La veille, dans un bol, mélangez les flocons d'avoine, la cannelle, les graines de chia.
2. Recouvrez du lait d'amande et du miel, puis laissez épaissir au frais toute la nuit.
3. Le lendemain, lavez et coupez la poire en petits dés, puis faites-la revenir dans l'huile de coco 5 à 6 min.
4. Parsemez le porridge de fruits et de chocolat concassé.

Midi

Salade de farfalles estivale

Ingrédients

50 g de farfalles complètes crues • 1 courgette • une dizaine de tomates cerises • 30 g de feta • ¼ de concombre • ½ oignon rouge • 1 cuillerée à soupe d'huile d'olive • sel, poivre et basilic frais

1. Dans un grand volume d'eau, faites cuire les pâtes 11 min pour une cuisson *al dente*.
2. Égouttez, rincez à l'eau froide pour stopper la cuisson et réservez dans un bol.
3. Lavez, épluchez et coupez en petits tronçons la courgette et le concombre. Lavez et coupez les tomates cerises en deux. Coupez la feta en petits morceaux et mélangez le tout avec les farfalles.
4. Ajoutez l'huile d'olive, le basilic frais et rectifiez l'assaisonnement avec le sel et le poivre.

Dîner

Dhal de lentilles et de quinoa

Ingrédients

40 g de lentilles crues • 40 g de quinoa cru • 100 g de champignons de Paris • 3 poignées de pousses d'épinards • ½ oignon • 1 gousse d'ail • 50 g de pulpe de tomate • 10 cl de lait de coco • 300 ml d'eau • 1 cuillerée à café de bouillon bio • 1 cuillerée à café de cumin • 1 cuillerée à café de gingembre • sel et poivre

1. Dans une poêle bien chaude, faites suer quelques minutes l'oignon et l'ail émincés dans l'huile d'olive. Ajoutez les lentilles et les épices. Mélangez, puis ajoutez le bouillon d'eau et la pulpe de tomate.

2 . Laissez revenir 10 min en remuant régulièrement. Ajustez avec un peu d'eau si besoin est.

3. Pendant ce temps, équeutez, lavez et émincez les champignons, puis ajoutez-les aux pousses d'épinards dans la poêle. Laissez cuire à nouveau 5 min en remuant et rectifiez l'assaisonnement avec le sel et le poivre.

4. Servez avec un petit bol de quinoa cuit à part dans un grand volume d'eau pendant 12 min en doublant les quantités, afin d'anticiper la préparation du lendemain.

Astuce consommation. Ajoutez le sel à la fin car il a tendance à durcir les légumineuses à la cuisson.

Matin

Tartines de pain aux céréales, purée 100 % amande et 1 banane, cannelle

Ingrédients

70 g de pain aux céréales • 2 cuillerées à café de purée 100 % amande complète • 1 banane • 1 cuillerée à café de cannelle

1. Découpez 2 tranches de pain, puis faites-les toaster. Tartinez avec la purée d'amande.
2. Découpez la banane en petites rondelles puis disposez les sur les tranches de pain. Saupoudrez de cannelle.

Dîner

Wok de riz complet, noisettes et champignons sautés à l'ail

Ingrédients

50 g de riz complet • 150 g de champignons de Paris • 1 gousse d'ail • ½ oignon • 1 cuillerée à soupe de noisettes concassées • 1 cuillerée à soupe d'huile de sésame • 1 cuillerée à café de sauce soja • coriandre fraîche

1. Comptez deux fois le volume de riz complet, afin d'anticiper la préparation du lendemain. Faites cuire le riz pendant 30 min dans de l'eau bouillante.
2. Pendant ce temps, lavez, enlevez le pied et émincez les champignons de Paris.
3. Dans une poêle bien chaude, faites suer les oignons et l'ail émincés avec les champignons dans l'huile pendant 2 à 3 min.
4. En fin de cuisson, assaisonnez avec la

sauce soja, puis réservez dans un bol. Ajoutez le riz cuit et égoutté, puis parsemez de coriandre et de noisettes concassées.

Astuce cuisson. Rincez abondamment le riz complet avant cuisson, afin d'enlever l'amidon qui rend le riz collant à la dégustation.

Midi

Salade de quinoa, avocat et grenade

Ingrédients

40 g de quinoa cru • 50 g de pois chiches égouttés (en bocal) • ¼ avocat • 2 cuillerées à soupe de grenade • 1 poignée de roquette • 1 cuillerée à café d'huile de sésame • 1 cuillerée à café d'huile d'olive • vinaigre balsamique • jus de citron • sel, poivre et piment doux

1. Égouttez les pois chiches et faites-les revenir rapidement dans une poêle chaude avec l'huile de sésame et le piment doux.
2. Épluchez et coupez l'avocat en petits dés, détaillez les grains de la grenade. Dans un bol, mélangez le quinoa cuit, les pois chiches, l'avocat et la grenade.
3. Préparez l'assaisonnement en émulsionnant l'huile d'olive, le vinaigre et le jus de citron. Rectifiez l'assaisonnement.

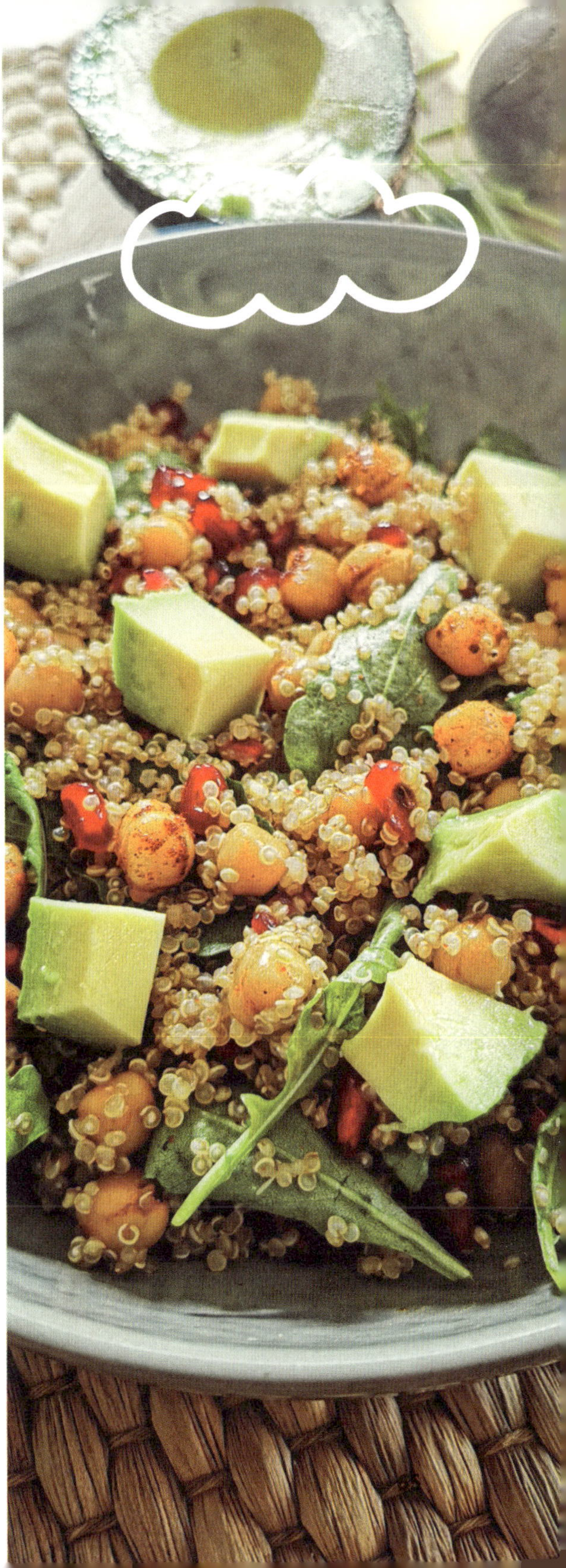

Matin

1 carré « petit déjeuner » framboise/pistache et 1 tartine d'avocat, citron

Ingrédients

30 g de pain complet • ¼ avocat • ½ citron pressé • 1 carré « petit déjeuner » framboise/pistaches

Pour 6 carrés « petit-déjeuner »

250 g de flocons d'avoine • 1 cuillerée à soupe de graines de chia • 2 cuillerées à soupe de lin moulu • 2 cuillerées à soupe de pistaches concassées • 50 g de miel • 260 ml de lait de coco • 80 g de framboises

1. Préchauffez le four à 180 °C.

2. Mélangez tous les ingrédients dans un saladier, puis versez dans un moule carré de 24 x 24 allant au four. Enfournez pour 40 min.

3. Sortez le moule du four et laissez-le refroidir. Coupez 6 parts égales et servez une part accompagnée d'une tartine d'avocat avec un filet de citron.

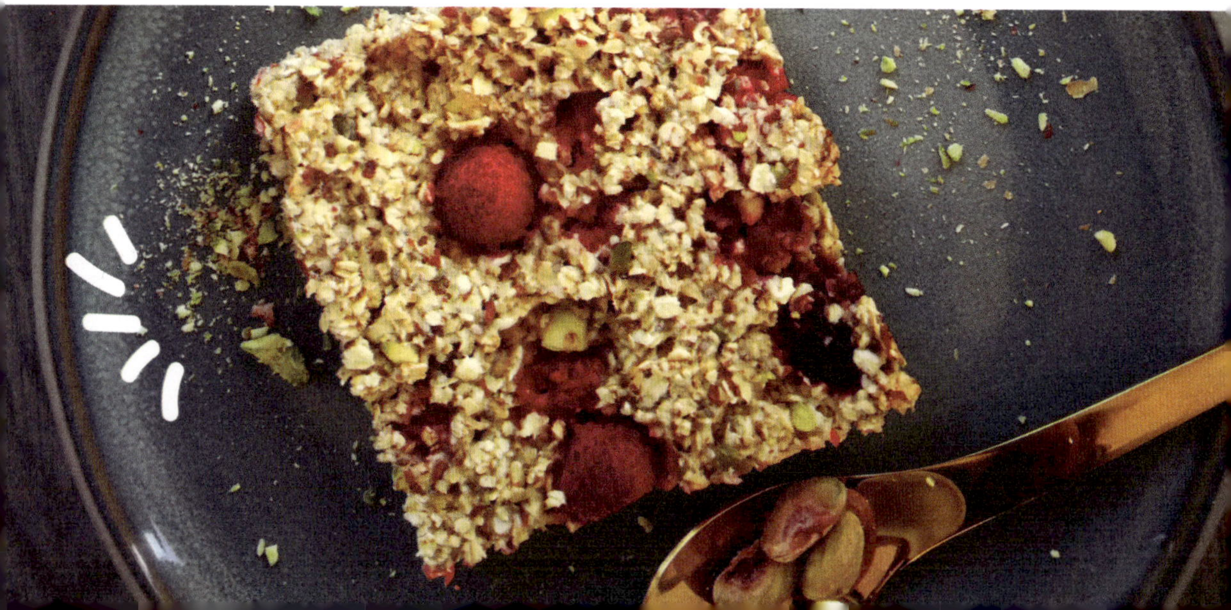

Midi

Salade mexicaine

Ingrédients

50 g de riz complet cru • 100 g de haricots rouges égouttés (en conserve) • ½ poivron rouge • 1 cuillerée à soupe de maïs doux • ¼ oignon rouge • une dizaine de tomates cerises • 1 cuillerée à café d'huile d'olive • 1 jus de citron vert • paprika, sel, poivre et feuilles de coriandre

1. Émincez l'oignon et le poivron. Égouttez et rincez les haricots rouges et le maïs.
2. Lavez et coupez les tomates cerises en deux, puis mélangez tous les ingrédients dans un bol.
3. Préparez l'assaisonnement en émulsionnant l'huile avec le citron et les épices. Saupoudrez de feuilles de coriandre.

Dîner

Chili sin carne et salade de pousses d'épinards

Ingrédients

100 g de haricots rouges (en conserve) égouttés • 50 g de maïs doux • ¼ oignon rouge • 1 carotte • 1 cuillerée à café d'huile d'olive • 15 cl de tomates pelées au jus • sel, poivre, piment doux et curry ou épices à chili (ou mexicaine)

1. Dans une poêle bien chaude, faites suer l'oignon émincé dans l'huile d'olive quelques minutes. Ajoutez les rondelles de carottes et les épices. Mélangez soigneusement, puis ajoutez un peu d'eau et laissez cuire à couvert pendant 15 à 20 min.
2. Ajoutez le maïs, les haricots rouges puis les tomates pelées. Mélangez et laissez cuire à nouveau pendant 10 min. En fin de cuisson, rectifiez l'assaisonnement, puis parsemez de coriandre.

Matin

2 pancakes express, chèvre frais et graines de sésame

Ingrédients

Pour 2 pancakes : 1 œuf • 100 g de fromage blanc • 50 g de farine complète • 1 cuillerée à café de levure chimique • 1 pincée de sel • 1 cuillerée à café d'huile de coco • 40 g de chèvre frais • 1 cuillerée à café de graines de sésame

1. Dans un saladier, fouettez l'œuf avec le fromage blanc, puis ajoutez progressivement la farine, la levure et le sel afin d'obtenir une texture onctueuse et lisse.

2. Dans une poêle bien chaude, badigeonnée au papier imbibé d'huile de coco, versez une louche de préparation. Baissez le feu, couvrez et laissez cuire 2 à 3 min.

3. Retournez le pancake et couvrez à nouveau 2 à 3 min. Répétez l'opération avec la fin de la pâte.

4. Tartinez de chèvre frais et parsemez généreusement de graines de sésame.

Dîner

Taboulé estival à la courgette et feta

Ingrédients

40 g de semoule semi-complète crue • 50 g de pois chiches égouttés (en bocal bio) • 30 g de feta • 80 g de concombre • ½ courgette • feuilles de coriandre • brins de menthe • 1 cuillerée à café d'huile de sésame • 1 citron pressé • sel et poivre

1. Comptez deux fois le volume de semoule afin d'anticiper la préparation du lendemain. Versez la semoule dans un saladier et ajoutez le même volume d'eau bouillante. Couvrez et laissez gonfler 5 min. Détachez les grains avec une fourchette. Réservez dans un bol et ajoutez les pois chiches égouttés.

2. Épluchez et coupez la courgette crue et

le concombre en petits tronçons. Coupez la feta en petit dés et ajoutez le tout dans le bol.

3. Préparez l'assaisonnement en émulsionnant l'huile, le citron, le sel et le poivre. Parsemez de menthe et de coriandre ciselées.

Midi

Quiche courgette, chèvre et menthe et salade de mâche/noix

Ingrédients

1 pâte brisée • 2 courgettes • 100 g de chèvre frais • 400 g de tofu soyeux • brins de menthe, sel et poivre • salade de mâche • 1 cuillérée à café de vinaigre de cidre • 20 g de cerneaux de noix

1. Préchauffez le four à 180 °C. Lavez et coupez les courgettes en fines rondelles.
2. Mixez le tofu, le chèvre et les assaisonnements.
3. Étalez la pâte dans un moule allant au four et versez le mélange. Recouvrez avec les rondelles de courgettes puis enfournez pour 40 min.
4. Parsemez de quelques feuilles de menthe et servez 1/3 de la quiche avec une salade de mâche assaisonnée et parsemée de noix.

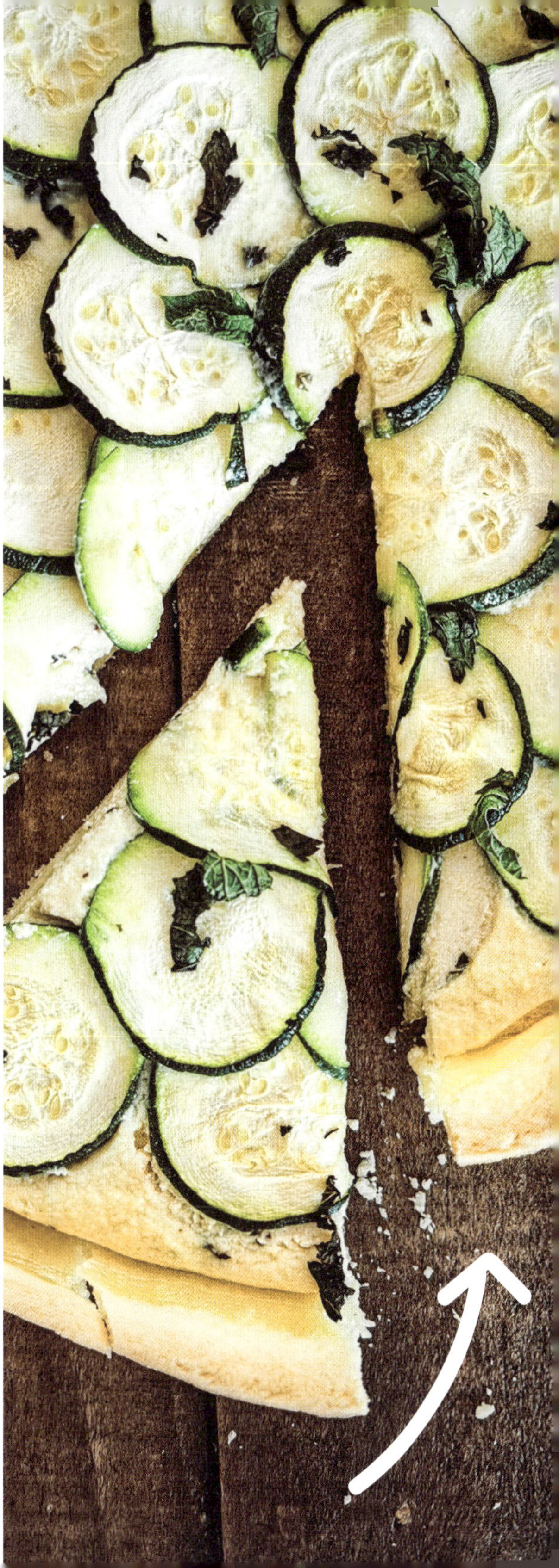

Matin

2 ou 3 cookies aux amandes, 1 yaourt nature et 1 poire

Ingrédients

1 petite banane bien mûre (ou ½ banane) • 20 g de poudre d'amande • 15 g de flocons d'avoine • 10 g de pépites de chocolat

1. Préchauffez le four à 200 °C. Dans un saladier, mélangez tous les ingrédients et confectionnez des petites boules entre vos mains.

2. Déposez-les sur une plaque de cuisson allant au four et aplatissez-les légèrement. Enfournez pour 15 min.

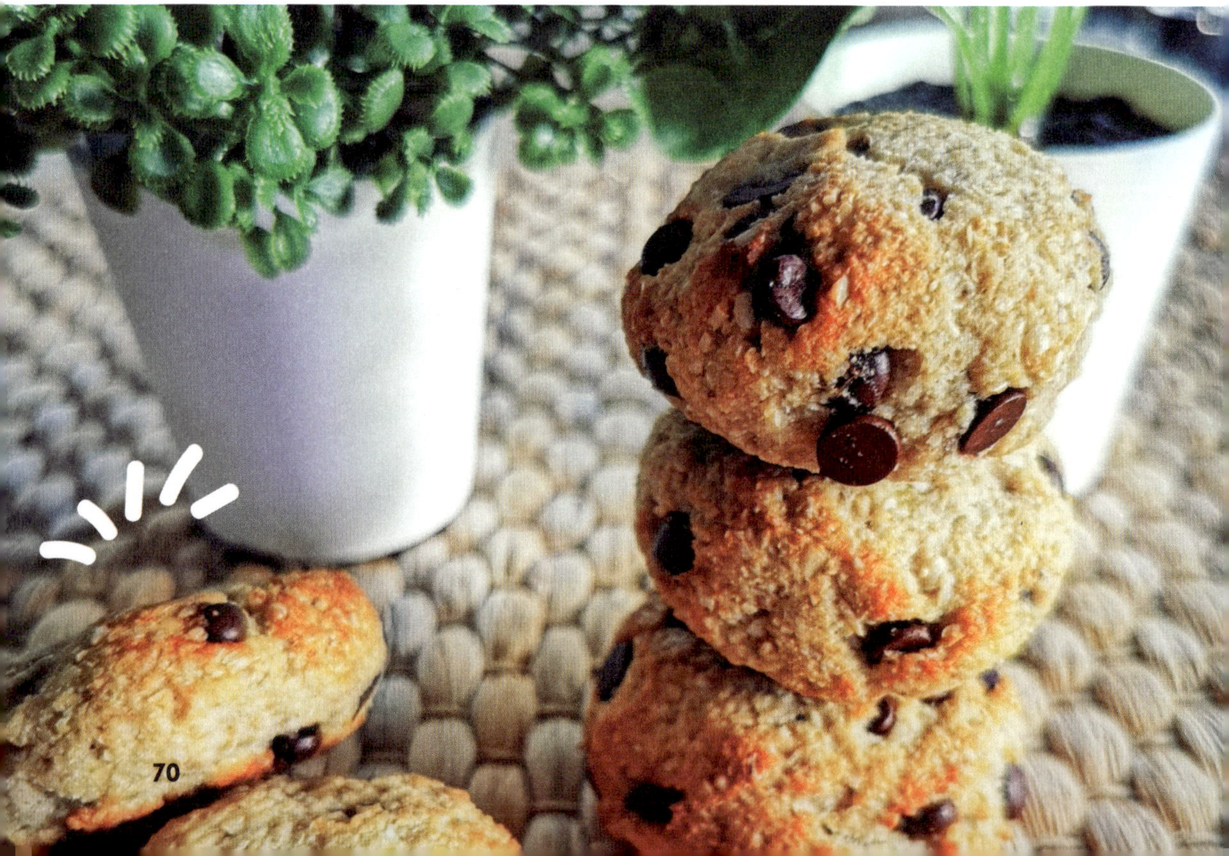

Midi

Saumon en papillote, reste de semoule sautée aux verts de blettes et champignons de Paris

Ingrédients

1 darne de saumon bio ou label Pêche écoresponsable MSC • 50 g de semoule semi-complète crue • 150 g de verts de blettes • 100 g de champignons de Paris • 1 rondelle d'oignon • 1 cuillerée à café d'huile d'olive • 1 cuillerée à café de sauce soja • 1 gousse d'ail • jus de citron • persil frais

1. Préchauffez le four à 200 °C. Placez le saumon dans la feuille d'aluminium, salez et poivrez.
2. Lavez et coupez en petits tronçons les verts de blettes (réservez les côtes, parties blanches pour le velouté du soir). Épluchez et coupez une rondelle d'oignon.
3. Ajoutez les verts de blettes, l'oignon, le persil haché et 1 cuillerée à soupe de jus de citron sur le saumon. Enveloppez-le et enfournez pour 25 à 30 min.
4. Pendant ce temps, réchauffez la semoule, puis réservez dans un bol.
5. Dans une poêle bien chaude, faites revenir les champignons lavés, équeutés et émincés dans l'huile. Ajoutez la gousse d'ail hachée et la sauce soja.
6. Faites sauter 2 à 3 min en mélangeant puis ajoutez au bol de semoule.
7. Une fois le saumon cuit, déposez la darne avec les verts de blettes sur les champignons sautés et parsemez de persil ciselé.

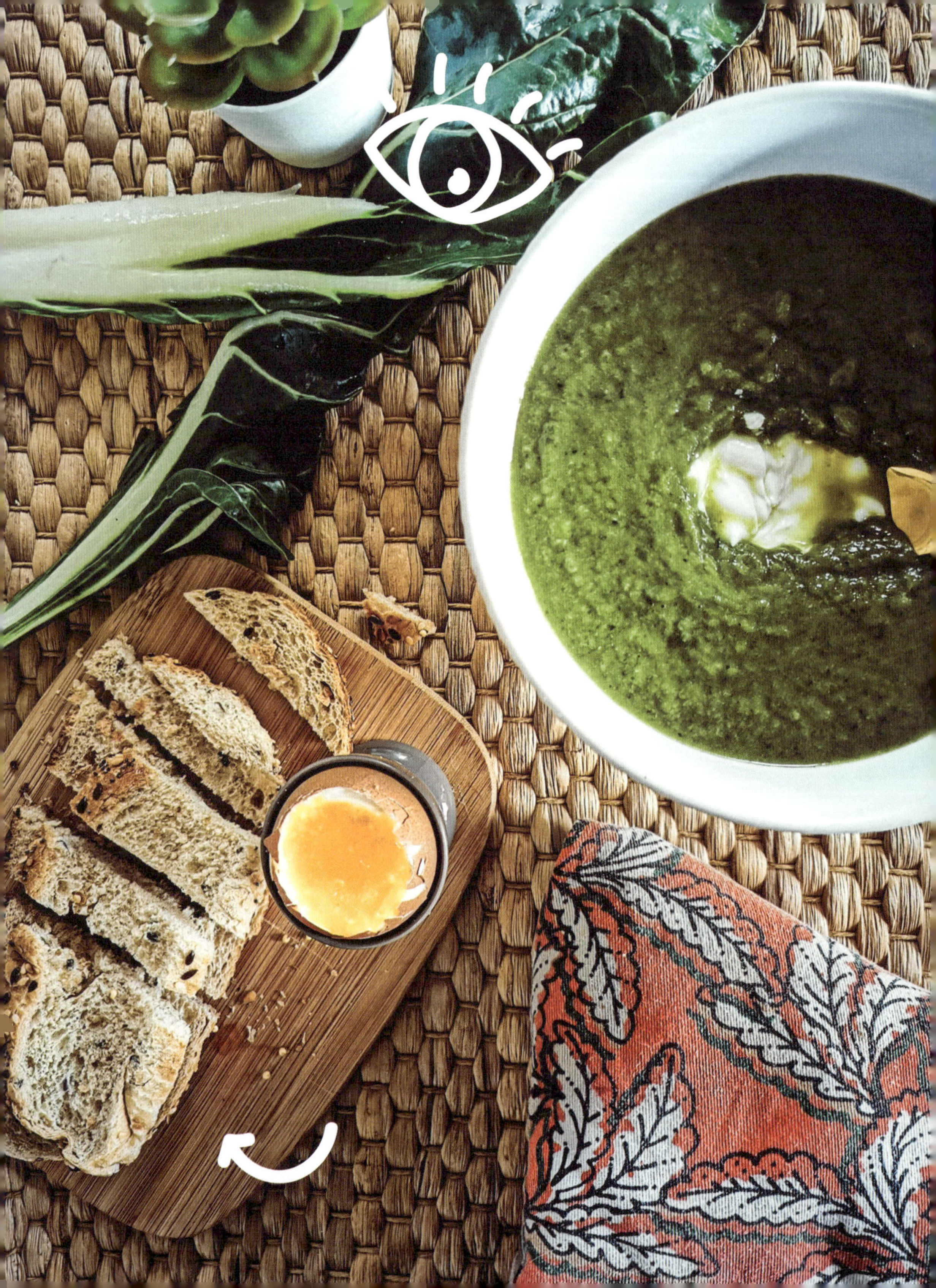

Dîner

Velouté de blettes, œuf coque et grande tartine de pain de seigle

Ingrédients

150 g de côtes de blettes • 1 courgette • 1 oignon • 1 cuillerée à café de bouillon bio • 1 cuillerée à soupe de ricotta • 1 cuillerée à soupe d'huile de sésame • 70 g de pain pur seigle • 1 œuf bio

1. Coupez grossièrement les côtes de blettes et la courgette en tronçons. Épluchez et émincez l'oignon.
2. Dans une cocotte, faites suer l'oignon dans l'huile, puis ajoutez les côtes de blettes en tronçons. Ajoutez 250 ml d'eau avec le bouillon et laissez cuire 10 à 15 min à couvert.
3. Ajoutez les courgettes et laissez cuire à nouveau 5 min, puis mixez avec la ricotta. Rectifiez l'assaisonnement.
4. Faites cuire l'œuf dans un volume d'eau bouillante pendant 3 min, puis stoppez la cuisson en le trempant dans de l'eau froide.
5. Détaillez le pain en petites tranches et faites-les toaster.

MENU SEMAINE

LUNDI

DÉJEUNER
(13-14 H)
Œuf mollet et salade de riz complet, pomme, radis noir et carotte, sauce yaourt

COLLATION
(16-17 H)
Pain aux céréales et gouda

DÎNER
(19-20 H)
Velouté de courgettes, feta, noisettes et 1 petit bol de riz complet

COLLATION
(21-22 H)
1 tisane tilleul/menthe, 1 poire et 1 fromage blanc + 10 cerneaux de noix, 1 cuillerée à café de miel

MARDI

DÉJEUNER
(13-14 H)
Green bowl de nouilles de riz, fèves, concombre, filets de sardines et billes de mozzarella

COLLATION
(16-17 H)
Muesli sans sucre ajouté, 1 yaourt brassé et framboises

DÎNER
(19-20 H)
Velouté de lentilles corail au lait de coco et coriandre, 1 grande tranche pur seigle, chèvre frais et thym

COLLATION
(21-22 H)
1 tisane camomille, 1 petite banane et chocolat noir

MERCREDI

DÉJEUNER
(13-14 H)
Sauté de châtaignes, pois chiches, carottes et quinoa, 1 yaourt brassé et 1 cuillerée à café de confiture de figues allégée en sucres

COLLATION
(16-17 H)
Crêpes au lait d'amande, chocolat noir, éclats de pistaches et clémentines

DÎNER
(19-20 H)
Œuf coque, cocotte de petits pois, oignons et carottes, 1 faisselle nature, 1 cuillerée à café de miel

COLLATION
(21-22 H)
1 tisane Rooibos vanille, 2-3 abricots secs et 10 pistaches non salées

Menus de la semaine déjeuner – dîner

JEUDI	VENDREDI	SAMEDI	DIMANCHE
DÉJEUNER (13-14 H) **Linguines au saumon et petits pois**	DÉJEUNER (13-14 H) **Tartines d'avocat et crevettes sur pain pur seigle**	DÉJEUNER (13-14 H) **Wok de nouilles de riz, courgettes et émincé de dinde**	DÉJEUNER (13-14 H) **Boulettes de thon et salade de betteraves, feta, noix torréfiées, pousses d'épinards et vinaigre balsamique**
COLLATION (16-17 H) **Smoothie banane, framboises et coco**	COLLATION (16-17 H) **Dés d'emmental et 1 grappe de raisin**	COLLATION (16-17 H) **Smoothie poire, lait d'amande sans sucre ajouté et vanille**	COLLATION (16-17 H) **Pudding de chia au kiwi**
DÎNER (19-20 H) **Poêlée de brocolis, oignons et amandes effilées à la sauce soja, quinoa**	DÎNER (19-20 H) **Dhal de lentilles corail, lait de coco, épices indiennes et 1 bol de brocolis à la fleur de sel**	DÎNER (19-20 H) **Purée de patates douces, sauté de champignons rôtis, pois chiches et tofu grillés**	DÎNER (19-20 H) **Coleslaw léger, 1 tranche de pain pur seigle, gouda et noix**
COLLATION (21-22 H) **1 yaourt brassé, 1 compote pomme/vanille et quelques noix**	COLLATION (21-22 H) **1 tisane à la mélisse, 1 petit bol de framboises et 1 carré de chocolat noir**	COLLATION (21-22 H) **1 yaourt brassé, compote pomme/poire et quelques amandes**	COLLATION (21-22 H) **1 tisane à la fleur d'oranger, pomme cannelle express et quelques cerneaux de noix**

Midi

Œuf mollet et salade de riz complet, pomme, radis noir et carotte, sauce yaourt

Ingrédients

2 œufs bio • 50 g de riz complet cru • 1 pomme granny smith bio • ⅓ radis noir • 1 petite carotte • 1 fromage blanc • 1 cuillerée à café d'huile d'olive • 1 jus de citron, sel et ciboulette

1. Faites cuire le riz pendant 30 min dans de l'eau bouillante (doublez les quantités pour le soir).

2. Pendant ce temps, lavez, épluchez et coupez en petits dés les légumes et la pomme. Réservez-les dans un saladier puis mélangez avec la sauce d'assaisonnement en ajoutant le yaourt, l'huile, le citron, la ciboulette. Salez à convenance.

3. Égouttez, assaisonnez et réservez le riz dans un bol à part.

4. Faites cuire les œufs 6 min dans l'eau bouillante, puis passez-les sous l'eau froide afin de stopper la cuisson.

Astuce cuisson. Rincez abondamment le riz complet avant cuisson, afin d'enlever l'amidon qui rend le riz collant à la dégustation.

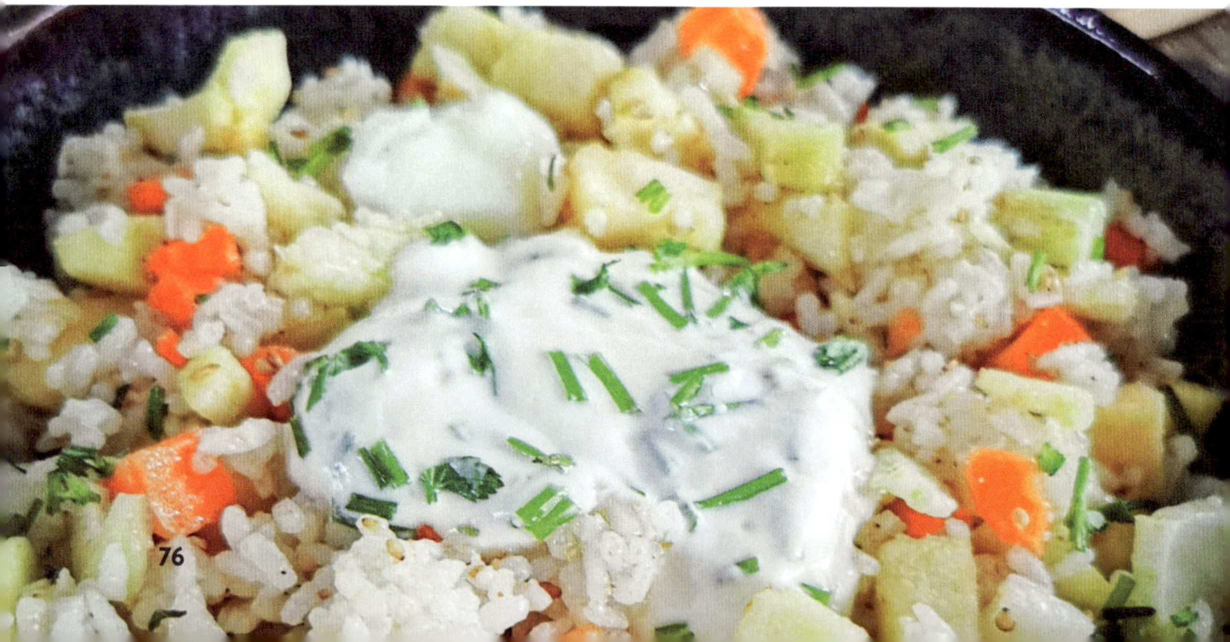

Dîner

Velouté de courgettes, feta, noisettes et 1 petit bol de riz complet

Ingrédients

2 petites courgettes • 1 cuillerée à soupe d'huile d'olive • ¼ oignon • 30 g de feta • 15 g de noisettes concassées • 25 cl d'eau • 1 cuillerée à café de bouillon en poudre bio • 50 g de riz complet • sel et poivre

1. Lavez, épluchez et coupez en rondelles les courgettes. Épluchez et émincez l'oignon, puis, dans une poêle bien chaude, faites-le suer dans l'huile d'olive.

2. Ajoutez les courgettes, l'eau et le bouillon en poudre. Couvrez et laissez cuire 10 min à feu moyen.

3. Mixez, puis servez dans un bol parsemé de noisettes et dés de feta.

4. Accompagnez avec un bol de riz complet assaisonné.

Midi

Green bowl de nouilles de riz, fèves, concombre, filets de sardines et billes de mozzarella

Ingrédients

90 g de filets de sardine au naturel (en conserve) • 50 g de nouilles de riz crues • ⅓ concombre • 30 g de billes de mozzarella • 50 g de fèves • ½ avocat • 1 cuillerée à café d'huile d'olive • vinaigre de cidre • 1 cuillerée à café de sauce soja salée • 1 cuillerée à café de graines de sésame

1. Dans un bol, versez de l'eau bouillante salée sur les nouilles et laissez tremper quelques minutes pour qu'elles ramollissent.
2. Égouttez et assaisonnez avec 1 cuillerée à café d'huile. Réservez dans un bol de service.
3. Épluchez et coupez en dés le concombre et l'avocat, arrosez du jus de citron. Réservez dans le bol.
4. Faites cuire les fèves, puis disposez-les dans le bol, recouvrez des filets de sardines et des billes de mozzarella.
5. Arrosez de sauce soja et parsemez de graines de sésame.

Collation

Muesli sans sucre ajouté, 1 yaourt brassé et framboises

Ingrédients

50 g de muesli sans sucre ajouté • 1 yaourt brassé nature • 100 g de framboises fraîches ou surgelées

Dans un bol, mélangez le tout.

Dîner

Velouté de lentilles corail au lait de coco et coriandre, 1 grande tranche pur seigle, chèvre frais et thym

Ingrédients

50 g de lentilles corail crues • ¼ oignon • 1 petite gousse d'ail • 10 cl de lait de coco • 1 cuillerée à soupe d'huile de coco • 1 cuillerée à café de curry • ½ cuillerée à café de curcuma • sel • poivre noir • eau • 70 g de pain pur seigle • 30 g de chèvre frais • thym

1. Épluchez, émincez et faites suer l'oignon et l'ail dans une grande poêle huilée. Ajoutez les lentilles et les épices, puis recouvrez d'eau en dépassant d'environ 1 à 2 cm.
2. Mélangez et portez à ébullition, puis couvrez en baissant le feu et laissez cuire 15 min environ.
3. Ajoutez le lait de coco et mixez.
4. Toastez le pain et tartinez avec le chèvre. Saupoudrez de thym.

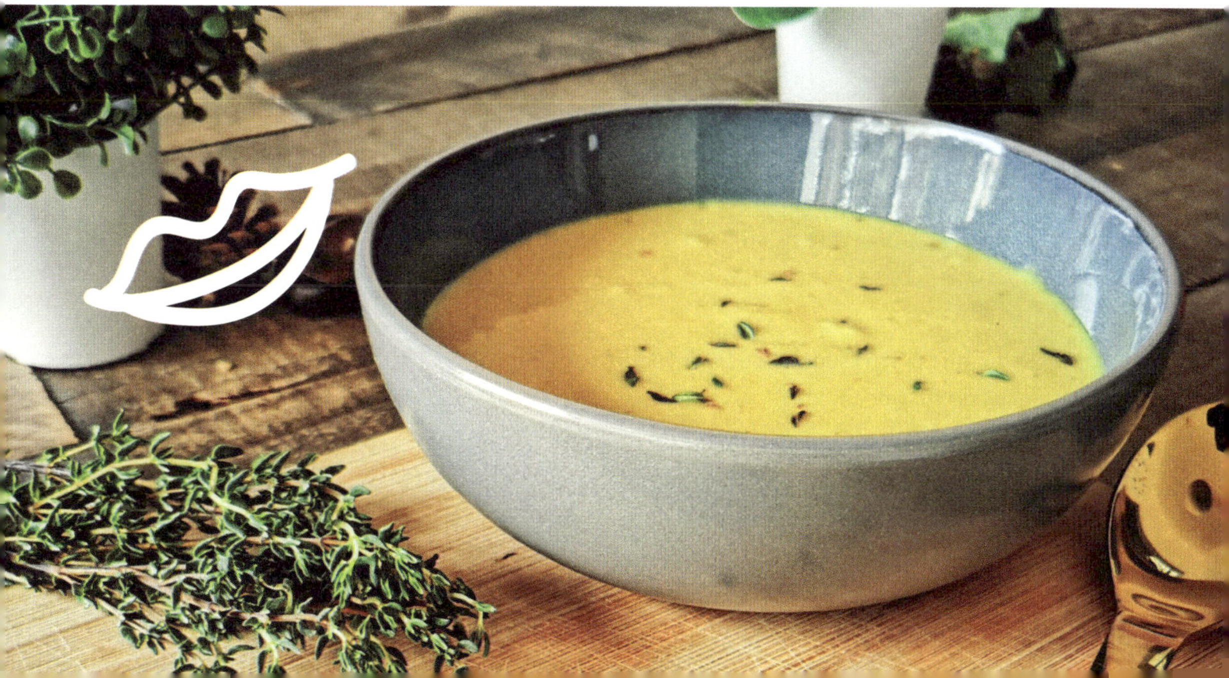

Midi

Sauté de châtaignes, pois chiches, carottes et quinoa, 1 yaourt brassé et confiture de figues allégée en sucres

Ingrédients

20 g cru de quinoa • 1 petite carotte • 50 g de pois chiches égouttés (en bocal) • 50 g de châtaignes bio pelées, cuites au feu de bois • 1 petite échalote • 1 petite gousse d'ail • 1 cuillerée à soupe d'huile d'olive • thym, herbes de Provence, sel

1. Faites cuire le quinoa dans deux fois son volume d'eau salée.
2. Pendant ce temps, lavez et épluchez l'ail, l'échalote et la carotte. Faites revenir le tout à la poêle dans l'huile. Recouvrez d'eau salée et laissez cuire à feu moyen et à couvert pendant 10 min environ.
3. Coupez les châtaignes en deux et égouttez les pois chiches, puis ajoutez-les dans la poêle une fois toute l'eau des carottes absorbée. Laissez mijoter 5 min environ, puis réservez le tout dans un bol avec le quinoa cuit.
4. Parsemez de thym et d'herbes de Provence. Servez avec une salade croquante.

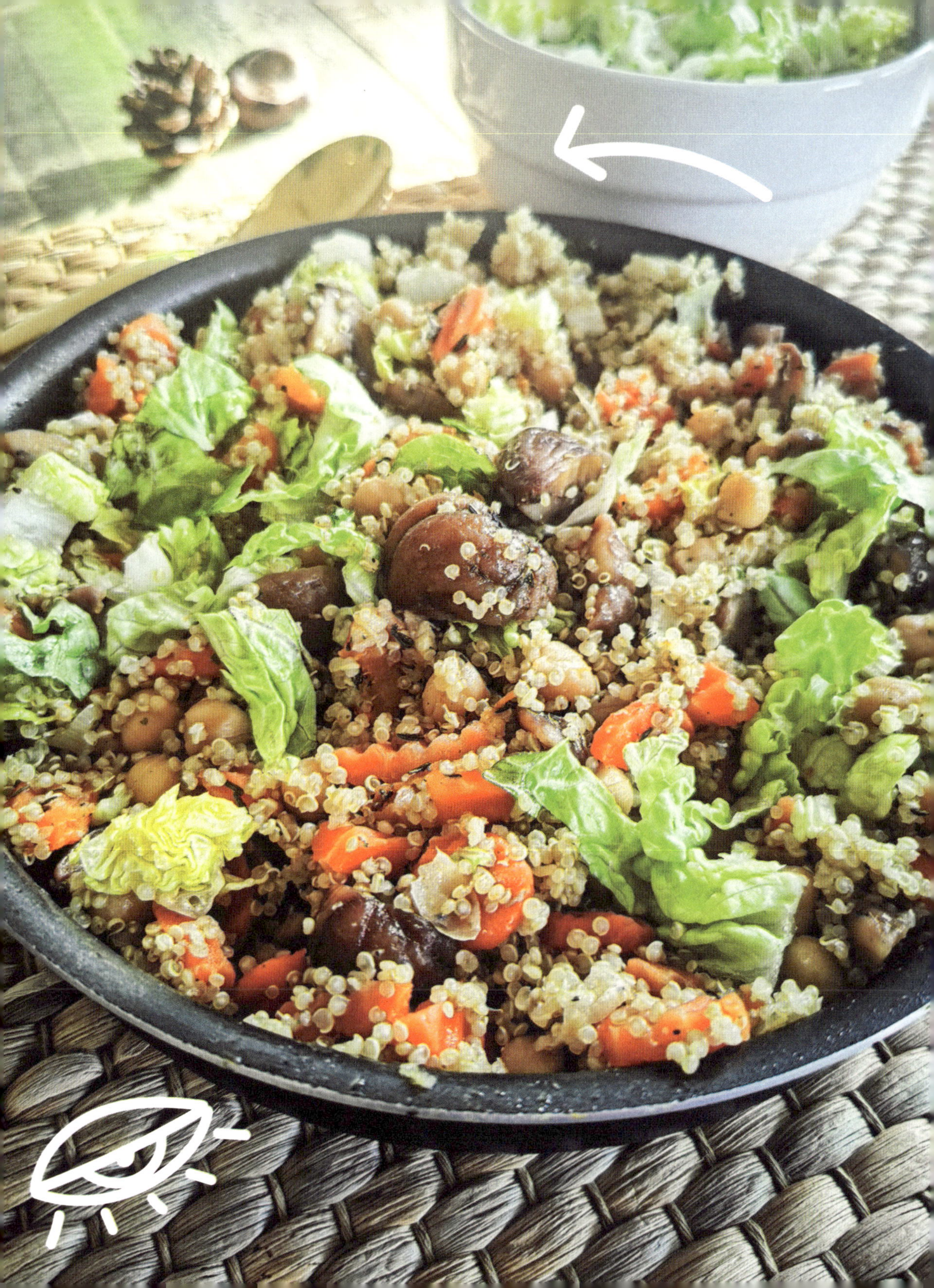

Collation

Crêpes au lait d'amande, chocolat noir, éclats de pistaches et clémentines

Ingrédients

Pour 2 crêpes : 40 g de farine complète • 1 œuf • 10 cl de lait d'amande • 1 carré de chocolat noir • 1 cuillerée à café d'éclats de pistaches non salées • 2 clémentines

1. Dans un bol, mélangez la farine, l'œuf et le lait.
2. Prélevez une louche de cette préparation et déposez-la dans une poêle que vous aurez légèrement huilée à l'aide d'un papier absorbant. Laissez cuire la crêpe sur une face.
3. Retournez-la, émiettez le chocolat dessus, déposez les quartiers de clémentines et les éclats de pistaches.
4. Laissez cuire 2 min environ à feu moyen et à couvert. Enroulez. Procédez de même jusqu'à épuisement des ingrédients.

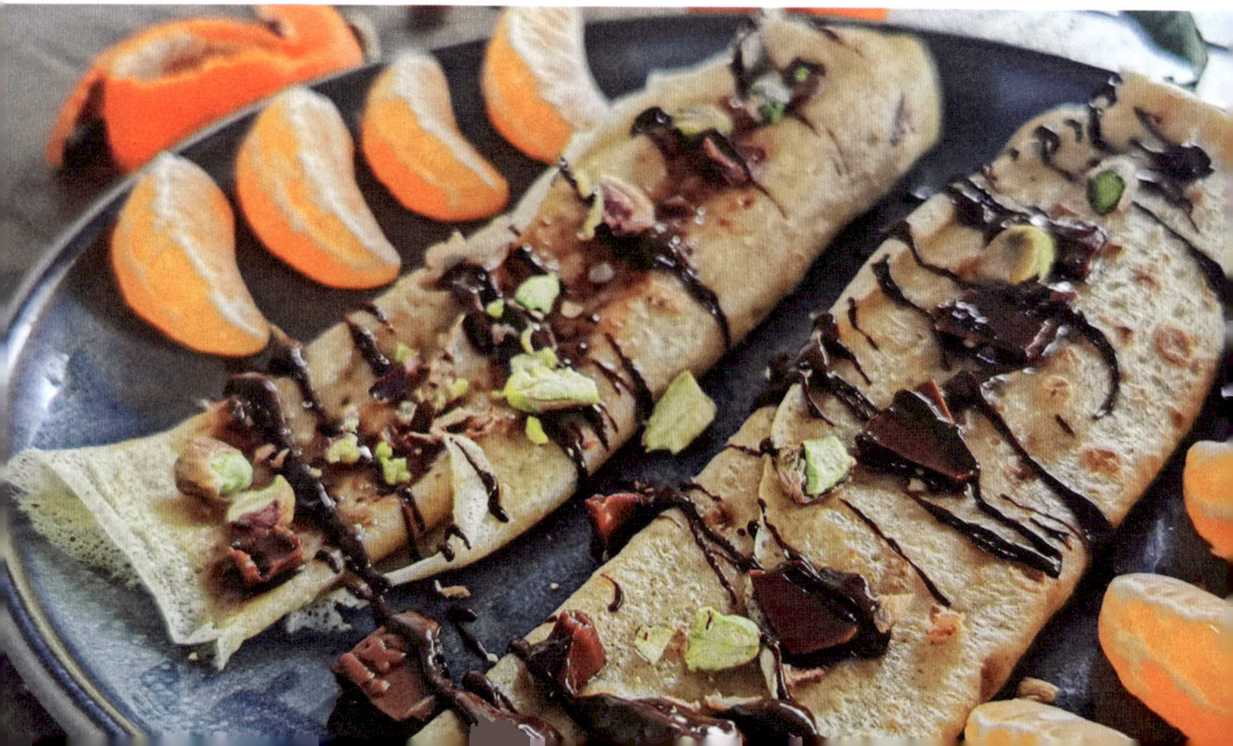

Dîner

Œuf coque, cocotte de petits pois, oignons et carottes, 1 faisselle nature, 1 cuillerée à café de miel

Ingrédients

1 œuf bio • 150 g de petits bois égouttés (en bocal) • ½ oignon • 1 grosse carotte • 1 cuillerée à soupe d'huile d'olive • 1 cuillerée à café de bouillon en poudre bio • 40 g de pain complet • 1 faisselle • 1 cuillerée à café de miel bio

1. Dans une cocotte, faites suer l'oignon épluché et émincé dans l'huile. Ajoutez la carotte épluchée et détaillée en rondelles. Recouvrez d'eau et du bouillon en poudre bio.

2. Laissez cuire 10 min, puis ajoutez les petits pois.

3. Laissez cuire à nouveau 5 min, puis ajustez l'assaisonnement.

4. Faites cuire l'œuf 3 min dans l'eau bouillante. Rincez à l'eau froide afin de stopper la cuisson.

5. Coupez le pain en lamelles.

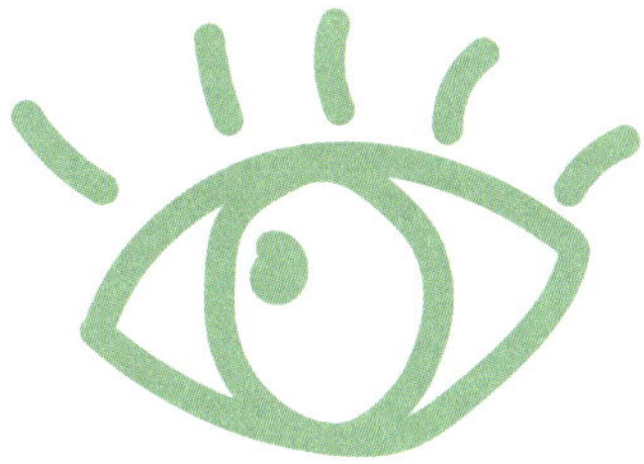

Midi

Linguines au saumon et petits pois

Ingrédients

50 g de linguines • 100 g de petits pois • 100 g de poireaux • 2 tranches de saumon fumé bio • 2 cuillerées à soupe de crème légère 15 % de matière grasse • persil • jus de citron

1. Faites cuire les linguines dans une casserole d'eau bouillante.
2. Égouttez-les et reversez-les dans la casserole, ajoutez les petits pois, la crème et le saumon détaillé en fines lamelles.
3. Mélangez et laissez revenir à feu doux quelques minutes.
4. Ajoutez un filet de citron et saupoudrez de persil avant de servir.

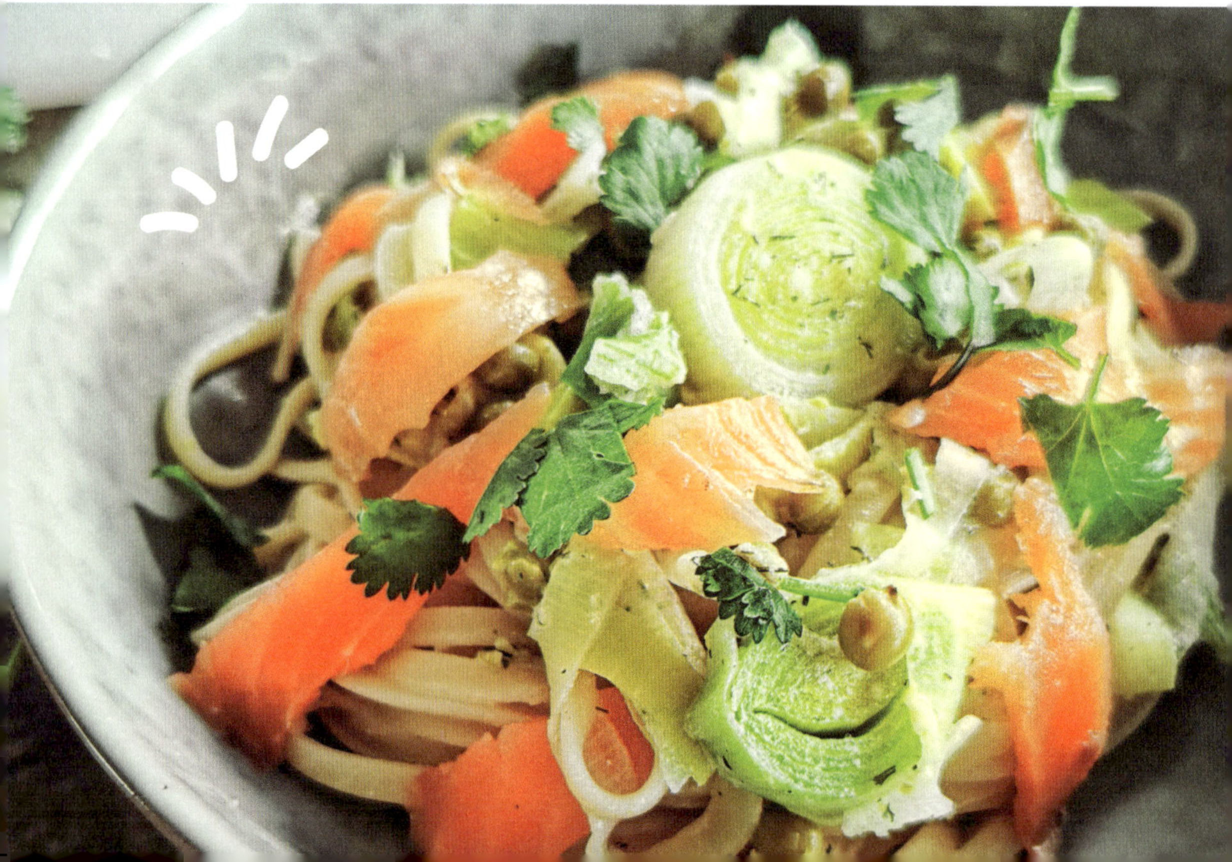

Collation

Smoothie banane, framboises et coco

Ingrédients

1 petite banane • 50 g de framboises • 1 cuillerée à café de noix de coco râpée • 20 g de flocons d'avoine • 20 cl de lait d'amande sans sucre ajouté

1. Épluchez et coupez grossièrement en tronçons la banane.
2. Mixez le tout au mixeur plongeur.

Dîner

Poêlée de brocolis, oignons et amandes effilées à la sauce soja, quinoa

Ingrédients

50 g de quinoa cru • 200 g de fleurettes de brocolis • ½ oignon • 1 cuillerée à soupe d'amandes effilées • 1 cuillerée à café de sauce soja salée

1. Faites cuire le quinoa dans deux fois son volume d'eau salée.
2. Pendant ce temps, lavez et détaillez les fleurettes de brocolis. Dans une poêle de type wok, faites suer l'oignon épluché et émincé dans l'huile, puis ajoutez le brocoli.
3. Ajoutez un petit verre d'eau et laissez cuire pendant 10 min environ.
4. Dans un bol de service, mélangez le quinoa avec le brocoli et saupoudrez de sauce soja et d'amandes effilées.

Midi

Tartines d'avocat et crevettes sur pain pur seigle

Ingrédients

Une dizaine de crevettes roses • ½ avocat • 1 yaourt nature • 1 cuillerée à café de moutarde mi-forte • persil • jus de citron • 1 cuillerée à café de paprika • sel • graines germées type alfalfa • 2 tranches de pain pur seigle (70 g chacune)

1. Mélangez les crevettes décortiquées avec le yaourt, la moutarde, le jus de citron et le persil. Assaisonnez avec le paprika et le sel.
2. Tartinez l'avocat sur le pain, ajoutez les crevettes et parsemez de graines germées.
3. Servez avec une salade croquante.

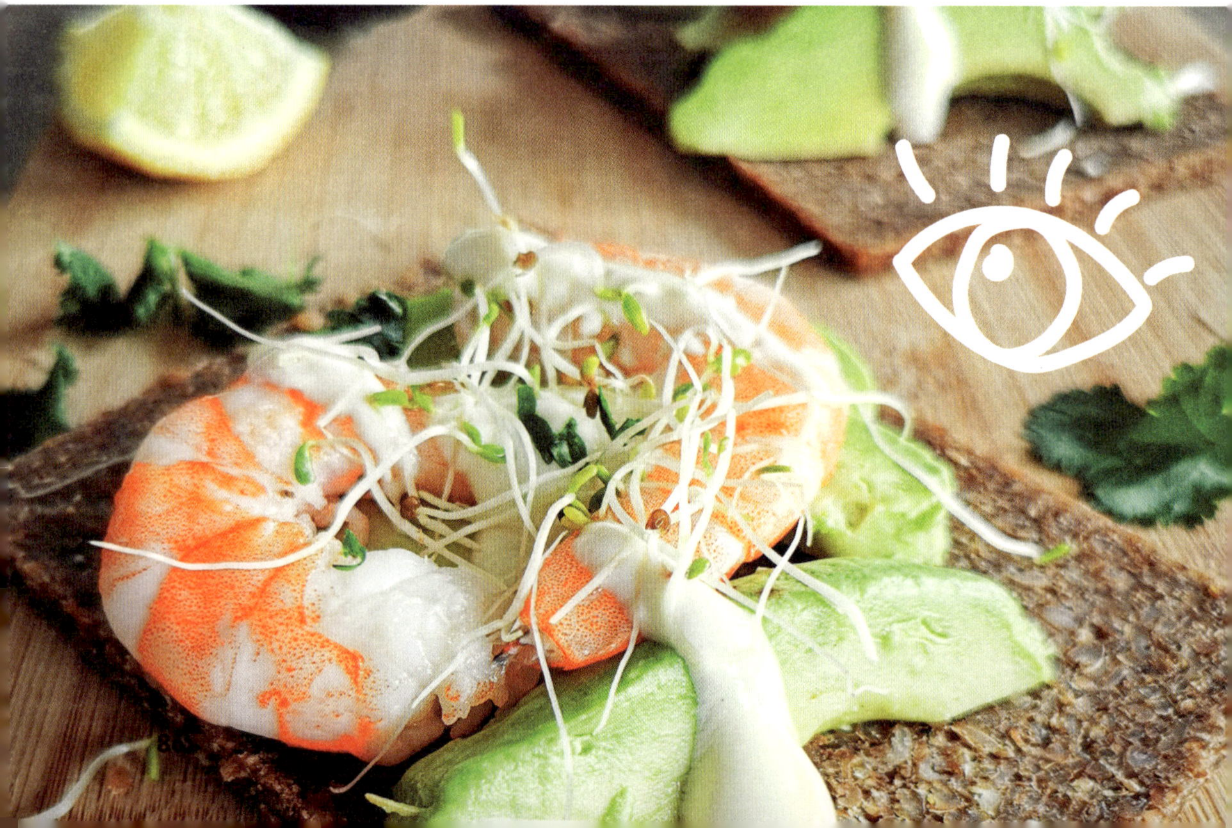

Dîner

Dhal de lentilles corail, lait de coco, épices indiennes et 1 bol de brocolis à la fleur de sel

Ingrédients

50 g de lentilles corail • ½ oignon • 1 petite gousse d'ail • 10 cl de lait de coco • 1 tomate • 1 cuillerée à soupe d'huile d'olive • 1 cuillerée à café de gingembre en poudre • 1 cuillerée à café de curry • sel, poivre

1. Dans une poêle bien chaude, faites suer l'oignon et l'ail émincés dans l'huile. Ajoutez les lentilles et les épices. Mélangez bien et recouvrez d'eau salée.

2. Laissez cuire à feu moyen et à couvert pendant 10 à 15 min environ. Versez le lait de coco et laissez mijoter 5 min tout en remuant régulièrement.

3. Rectifiez l'assaisonnement et servez avec un bol de fleurettes de brocolis cuits dans un fond d'eau 10 min et assaisonné de fleur de sel.

Midi

Wok de pâtes de riz, courgettes et émincé de dinde

Ingrédients

50 g de nouilles de riz • 1 cuillerée à café d'huile d'olive • 2 courgettes • 100 g de filet de dinde • 1 cuillerée à café de gingembre • jus de citron • 1 cuillerée à café d'ail en poudre • sel, poivre

1. Dans un bol, versez de l'eau bouillante salée sur les nouilles et laissez tremper quelques minutes pour qu'elles ramollissent.
2. Égouttez et assaisonnez avec 1 cuillerée à café d'huile. Réservez dans un bol de service.
3. Dans une poêle de type wok, faites revenir la dinde coupée en dés dans l'huile.
4. Pendant ce temps, lavez, épluchez et coupez les courgettes en rondelles, puis ajoutez-les au wok une fois la dinde bien dorée.
5. Ajoutez les épices et servez avec les nouilles de riz.

Collation

Smoothie poire, lait d'amande sans sucre ajouté et vanille

Ingrédients

1 poire Williams • 25 cl de lait d'amande sans sucre ajouté • 1 cuillerée à café de purée 100 % amande complète • 1 cuillerée à café d'arôme de vanille

1. Lavez, épluchez et coupez la poire en deux. Enlevez son cœur et coupez les moitiés grossièrement en morceaux.
2. Mixez le tout.

Dîner

Purée de patates douces, sauté de champignons rôtis, pois chiches et tofu grillés

Ingrédients

200 g de patates douces • 150 g de champignons de Paris • 50 g de pois chiches égouttés (en bocal) • 100 g de tofu fumé • 1 cuillerée à soupe d'huile de sésame • 1 gousse d'ail • persil • sel, poivre

1. Lavez, épluchez et coupez les patates douces en tronçons.

2. Dans un grand volume d'eau, faites-les cuire pendant 20 min environ.

3. Pendant ce temps, lavez et ôtez le pied des champignons. Épluchez, émincez la gousse d'ail et les têtes de champignons. Dans une poêle bien chaude, faites revenir l'ail et les champignons dans l'huile.

4. Coupez le tofu en dés, égouttez et rincez les pois chiches. Ajoutez-les dans la poêle. Mélangez soigneusement pendant quelques minutes, puis ajoutez le persil ciselé. Faites sauter 2 à 3 min.

5. Égouttez les patates douces, mettez-les dans un plat de service, salez-les selon votre goût, puis ajoutez le sauté de champignons. Parsemez de persil ciselé.

Midi

Boulettes de thon et salade de betteraves, feta, noix torréfiées, pousses d'épinards et vinaigre balsamique

Ingrédients

Pour 3 ou 4 boulettes : 1 œuf • 90 g de thon égoutté • 1 carotte bio • 50 g de farine • ½ cuillerée à café de cumin • ½ cuillerée à café de gingembre • ½ cuillerée à café d'ail en poudre • sel, poivre • 100 g de betteraves cuites • 20 g de feta • 10 cerneaux de noix • pousses d'épinards • 1 à 2 cuillerées à café de vinaigre balsamique

1. Dans un saladier, cassez l'œuf et émietté le thon à la fourchette en mélangeant le tout de façon homogène. Ajoutez la farine et les épices.
2. Lavez, épluchez et râpez la carotte, puis ajoutez-la au mélange.
3. Confectionnez des boulettes de taille moyenne entre vos mains puis, dans une poêle bien chaude, faites-les cuire dans l'huile quelques minutes en les retournant régulièrement.
4. Coupez la betterave en dés. Dans un grand bol de service, mélangez-les avec les dés de feta, les pousses d'épinards lavées et égouttées et les cerneaux légèrement grillés à la poêle 2 à 3 min, puis arrosez d'un filet de vinaigre balsamique.
5. Déposez les boulettes de thon sur la salade.

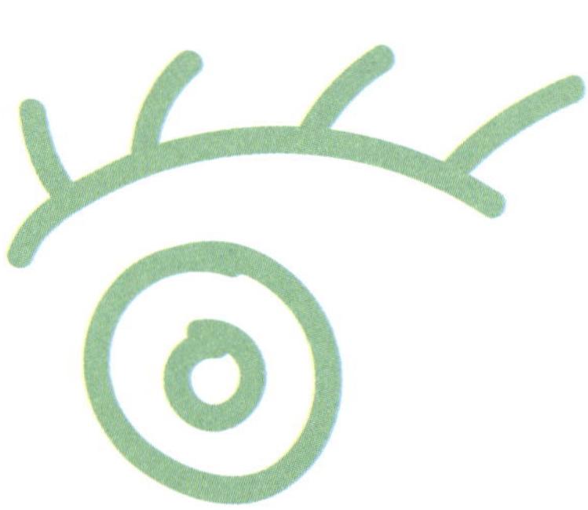

Collation

Pudding de chia au kiwi

Ingrédients

1 cuillerée à soupe de graines de chia • 125 ml de lait d'amande sans sucre ajouté • 1 cuillerée à café de sucre de coco • 2 kiwis

1. Mélangez les graines dans le lait d'amande avec le sucre en remuant énergiquement quelques minutes pour éviter que les graines ne s'agglutinent.

2. Réservez au frais pendant au moins 4 heures. Lorsque le pudding est bien ferme, recouvrez avec les dés de kiwi.

Dîner

Coleslaw léger, 1 tranche de pain pur seigle, gouda et noix

Ingrédients

1 carotte bio • 100 g de chou blanc • 1 oignon nouveau • 1 cuillerée à soupe de fromage blanc • 1 cuillerée à café de moutarde mi-forte • 1 cuillerée à café de miel • 1 cuillerée à café de vinaigre de cidre • 70 g de pain pur seigle • 30 g de gouda • 15 cerneaux de noix

1. Épluchez, lavez et râpez finement la carotte, le chou et l'oignon nouveau. Réservez le tout dans un bol.

2. Préparez l'assaisonnement en mélangeant dans un autre bol le fromage blanc, la moutarde, le vinaigre et le miel.

3. Versez la sauce sur les légumes râpés et mélangez bien le tout.

4. Toastez le pain et découpez de fines lamelles de gouda.

5. Accompagnez le tout de cerneau de noix à croquer.

BIBLIOGRAPHIE

1. Mark P. Mattson, Valter D. Longo et Michelle Harvie, « Impact of intermittent fasting on health and disease processes », *Ageing Research Reviews*, vol. 39, octobre 2017, p. 46–58

2. (en) Stephen D. Anton, Keelin Moehl, William T. Donahoo et Krisztina Marosi, « Flipping the Metabolic Switch: Understanding and Applying the Health Benefits of Fasting », *Obesity*, vol. 26, n° 2, 31 octobre 2017, p. 254–268

3. Aljohara S. Almeneessier, Seithikurippu R. Pandi-Perumal et Ahmed S. BaHammam, « Intermittent Fasting, Insufficient Sleep, and Circadian Rhythm: Interaction and Effects on the Cardiometabolic System », *Current Sleep Medicine Reports*, 19 juillet 2018

4. (en) Ruth E. Patterson et Dorothy D. Sears, « Metabolic Effects of Intermittent Fasting », *Annual Review of Nutrition*, vol. 37, n° 1, 21 août 2017, p. 371–393

5. A. Johnstone, « Fasting for weight loss: an effective strategy or latest dieting trend? », *International Journal of Obesity*, vol. 39, n° 5, 26 décembre 2014, p. 727–733

6. (en) Stephen D. Anton, Keelin Moehl, William T. Donahoo et Krisztina Marosi, « Flipping the Metabolic Switch: Understanding and Applying the Health Benefits of Fasting », *Obesity*, vol. 26, n° 2, 31 octobre 2017, p. 254–268

7. (en) K. Koehler, M. J. De Souza et N. I. Williams, « Less-than-expected weight loss in normal-weight women undergoing caloric restriction and exercise is accompanied by preservation of fat-free mass and metabolic adaptations », *European Journal of Clinical Nutrition*, vol. 71, n° 3, 26 octobre 2016, p. 365–371

8. Françoise Wilhelmi de Toledo, Franziska Grundler, Audrey Bergouignan, Stefan Drinda, Andreas Michalsen : « Safety, health improvement and well-being during a 4 to 21-day fasting period in an observational study including 1422 subjects. » *PLOS ONE*, 2 janvier 2019

9. Johnson JB, Summer W, Cutler RG, Martin B, Hyun DH, Dixit VD, Pearson M, Nassar M, Telljohann R, Maudsley S, Carlson O, John S, Laub DR, Mattson MP. Alternate day calorie restriction improves clinical findings and reduces markers of oxidative stress and inflammation in overweight adults with moderate asthma. Free Radic Biol Med. 2007 Mar 1;42(5):665-74. Epub 2006 Dec 14.

10. Congrès de l'American College of Cardiology, 2-5 avril, New Orleans.

11. C Lee FM Safdie L Raffaghello Reduced levels of IGF-I mediate differential protection of normal and cancer cells in response to fasting and improve chemotherapeutic index. Cancer Res 2010 (70) [Medline]

12. R. Buono VD. Longo Starvation, stress resistance, and cancer. Trends Endocrinol Metab 2018

13. Jeûne « Buchinger » : du nom du médecin qui a développé ce type de cure et ouvert un centre dans les années 1950.

REMERCIEMENTS

Je tenais à remercier mon mari, ma famille et mes amis proches qui me soutiennent depuis des années et qui m'ont soutenue pendant ce projet. Ils ont cru en moi, parfois plus que moi-même. Ils m'ont permis de dépasser mes craintes de «mal faire» et m'ont donné confiance en moi pour fournir le meilleur de moi-même !

Merci aussi pour l'énergie positive de ma communauté Instagram qui m'a, également, à travers leurs messages bienveillants, confortée et motivée dans ce projet.

Je remercie vivement Hachette qui m'a offert la possibilité d'écrire mon tout premier livre et de devenir auteur pour la première fois. Poser ma patte en tant que diététicienne-nutritionniste, transmettre et aider les personnes désireuses d'avoir une meilleure santé à travers l'écriture d'un manuscrit est un réel accomplissement. C'est un honneur pour moi d'avoir pu participer à ce projet.

Crédits photographiques :
© Sandra Hutter / iStock : p. 4, 7, 27, 31, 49, 93 ; © Monsieur Kay : p. 7 (portrait) ; © NickyLloyd / iStock : p. 9 ; © ma_rishb/ iStock : p. 10, 11, 24, 25, 40, 41 ; © TanyaJoy. iStock : p. 13 ; © DGM007 / iStock : p. 17 ; © PeopleImages / iStock : p. 18, 32 ; © Julia_Sudnitskaya / iStock : p. 21 ; © retrofuture / iStock : p. 23, 54, 55, 95 ; © Katya_Havok / iStock : p. 37 ; © Mizina / iStock : p. 38, 39 ; © VeselovaElena / iStock : p. 43 ; © belchonock / iStock : p. 45 ; © sveta_zarzamora / iStock : p. 46 ; © FabrikaCr / iStock : p. 51 ; © Rimma_Bondarenko / iStock : p. 52 ; © Anastasia Molotkova / iStock : p. 56, 57, 74, 75 ; © Julie Chenu : 65, 66, 69, 70, 72, 76, 79, 81, 82, 84, 86.

Crédits de couverture :
© TanyaJoy / iStock

Achevé d'imprimer par Estella Graficas (Espagne) en janvier 2021
Dépôt légal : février 2021
88-1785-01-2
ISBN : 978-2-01-945745-7

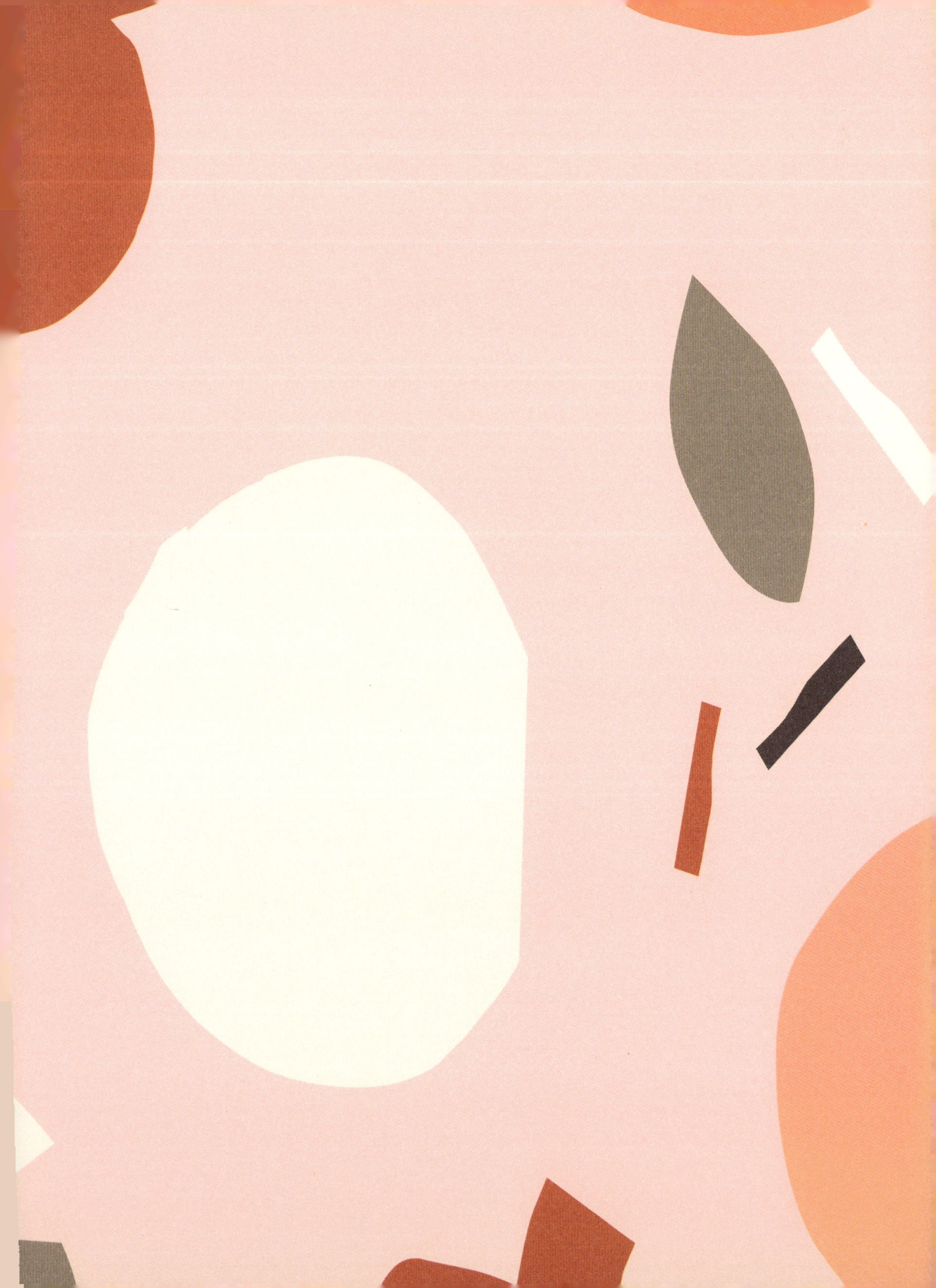